大是文

Dementi

Everything your d
doesn't have time to tel

關於失智，
醫生忙到沒告訴你的事

診斷依據？能治療嗎？怎麼照護？簽法律文件有效力嗎……
英國權威家庭醫生的第一手研究報告。

英國權威家庭醫生、獨立報專欄作家
麥特・皮卡佛——著
Matt Piccaver
謝慈——譯

目錄

致謝

附錄

推薦序一

失智，沒有人可以免疫

成大老年學研究所所長、神經學教授／白明奇

在英、美等國，除了急診或特殊狀況之外，大部分的病人都是接受專屬或指定的家庭醫師診療；如果有必要，會由家庭醫師寫一封轉診信交給病患，帶到專科醫院或教學醫院就診，所以大多數的神經科醫師應該都是接受轉診的醫師。

我國的醫療體制雖然也有家庭醫師的制度與做法，但可能是文化、民

眾接受度等因素，病患依舊會直接往大醫院跑。因此，這本書的作者應該是像我一樣，對病患深深感到愧疚的醫師，因為民眾常抱怨人太多，掛不到號，或是等了老半天，在就診時卻說不到幾句話，職是之故，我在二○○四年創立了熱蘭遮失智症協會，宣導失智症的公共識能，也曾出版了三本書。

然而，即使是在英國，有著個人專屬醫師的病人們，仍然無法在就醫時，得到足夠的失智相關知識，就像原文書名《Everything your doctor doesn't have time to tell you》所說，可以推想，我們在臺灣的病人及家屬應該更是需求若渴。

這本書很特別，寫法十分親民，因此讀起來毫不費力，對於失智症的介紹與不同失智症診斷（如阿茲海默症〔Alzheimer's disease〕、血管性失智症〔Vascular Dementia〕、路易氏體失智症〔Dementia with Lewy bodies〕、帕金森氏失智症〔Parkinson's Disease〕、額顳葉失智症〔Frontotemporal Lobar Degeneration〕等）的重點說明，明顯優於一般坊間難懂的醫學書籍或網路媒體文章。

讀者從開始察覺自己或是家人記憶力大不如前，來到醫療院所之後的就診流程與檢查結果的解讀，介紹得十分詳細。確診之後的全面照顧、法律議題與臨終關懷等議題，都可以透過本書得到深入的指引。

我推薦這本書的用意之一，是希望讀者知道，能有基本的失智症知識，不僅能夠及時就醫，也能給醫師一點提醒，以得到失智症的臨床診斷類別，有助於後續的照護計畫。

不論王公貴族或販夫走卒，失智症都有可能會發生在任何人身上，有些人也會成為失智症的照顧者，作者很窩心，讀到書中對照顧者的關心與真誠對話，可以讓很多家屬解除放在心中很久的疑慮與罪惡感。

英國老牌醫學雜誌《刺胳針》（*The Lancet*）在二〇二〇年發表的熱門文章指出，阿茲海默症的成因仍然不明，有六〇%的原因可能在出生時就已經決定了，後天可以改善的部分只有四〇%。對許多人來說，既然失智症遲早要來，人們確實有必要好好認識失智症的種種。

推薦序二

一百位失智者，有一百種照顧方式

「失智・時空記憶的旅人」主編／陳韻如

一百位失智者，有一百種照顧方式，如作者麥特・皮卡佛醫師所說，家庭醫師通常只有十分鐘的時間可以評估、診斷和治療，但任何形式的失智症，都需要超過十分鐘的時間來診治；而照顧者每天也要花數小時陪伴、照顧摯愛的家人，其中一定還有非常多的迷惘，許多問題沒有被解答。從診斷開始，延伸至治療、照護，甚至是法律上的準備，需要更多實用的資訊填補鴻溝，照亮黑暗的角落。

這也正是「失智・時空記憶的旅人」粉絲專頁自二〇一六年成立以來，十一萬多位失智症照顧者、醫護等專業人員，引領我們所看見的事。例如失智旅人曾進行民意大聲公調查，發現生活照護是照顧者們共同認為最棘手的問題，與本書《關於失智，醫生忙到沒告訴你的事》作者麥特・皮卡佛相互印證，顯見失智症已經是全球性的挑戰，東、西方皆然。

「我們準備好與失智症共存了嗎？」臺灣失智人口成長速度驚人，平均每年增加約一萬人，預計在二〇六五年，失智人口將達九十萬人，意味著失智症比你我想像中的距離還近，因此照顧策略也逐漸從線下擴展到線上社群。

失智旅人粉絲專頁扮演非官方角色，提供貼近失智照護真實情境的資源、內容，引導家屬分享自身經歷、相互支持，建立良好的雙向溝通，並以「照顧者不再只是一個人」為宗旨，打造社群與照顧者間溫暖的對話，截至目前已解答數萬個失智症照顧問題。

家人確診罹患失智症後，光靠藥物治療，無法減輕所有症狀，作者提及，藥物在失智症中所扮演的角色只是「控制」，並非療程中最重要的部分，我們應透過非藥物治療，協助患者「重新學習」周遭的訊息，如文字遊戲、拼圖，或利用照片，幫助回想過去發生的事情，刺激認知功能、穩定情緒。的確，在臺灣，各縣市政府也積極推動失智症非藥物治療，建立失智友善社區、據點。同時也不斷的規畫各式延緩課程，鼓勵家屬與失智者一同參與。

失智症影響層面深遠，使照顧者長期承受身心壓力，若沒有適時向外求助，也可能變成被照顧者，所以照顧者們適時的尋求幫助也非常重要。

本書裡還提到一個重要議題，在臺灣，不少失智症家庭也有同樣的問題，那就是「身為失智症照顧者，我應該聘請專業看護還是安排安養中心？」諸如此類的話題，每每都能引起熱烈的分享與討論。

失智旅人遇過這樣一個案例，自己曾是全職照顧者，但積蓄即將散盡，不得不重回職場，想將母親送進安養院，一方面擔心被冠上不孝的罵名，另一方面也怕自己負擔不起，左右為難，最後罹患憂鬱症，連自己都生病。照顧者的內心充滿矛盾與掙扎，還有更多對親人難以言喻的不捨。

作者在書中提到，失智症照護的重點在於規畫，問題需要被提出，然後進行思考。如同書中舉例，部分安養中心有短期托顧的服務，雖然需要花費金錢，但也別低估讓照顧者充分休息的價值。或是申請喘息服務，讓自己暫時喘一口氣，都是釋放壓力的好方法。

無情的疾病讓人措手不及，失智症不再只是患者與家屬的問題，而是社會必須共同面對的考驗，因為失智症容易讓家庭失和，如「懷疑媳婦偷東西」、「看到不存在的物體」，家人只要不了解病況，就容易產生誤解與衝突。

同樣的，社會大眾若對失智症認識不足，表現出不友善態度時，也會讓失智者及家屬有被歧視的感受，因此打造能讓失智症家庭安心生活的首要，即是提升全民對失智症的識能教育，讓大眾更了解失智症以及幫助失智者身邊的人學習如何照顧。

《關於失智，醫生忙到沒告訴你的事》提供與失智症共存的訣竅，幫助患者在診斷後依然能活得精彩；指點迷途中的照顧者正確的方向，整理各種關於失智症，你想問、但醫師沒時間告訴你的事。

前言
醫生沒空告訴你的事，我來幫你

身為一位家庭醫學科醫師（按：General Practitioner，對個人可能有的一系列健康問題做全面性處理的醫師，並在有需要時可轉介或追蹤個案，簡稱ＧＰ），我的職涯中見過無數人，所有的人最終都會來到醫院的門前。無論社會階層，人們總會需要醫生的幫助。沒有人能永遠倖免於疾病、時間或障礙的摧殘。

但我也無意表現得如此悲觀。無論患者的情況如何，家庭醫生通常只有十分鐘的時間來評估、診斷和治療。重症的診斷有時候可能只憑藉短短的一句話，或是患者在準備離開診療室之前，不經意說出的症狀，都可能影響我做出診斷。十分鐘的見面和問候，安撫恐懼以及證實推測，或是給出足以改變生命的消息。

十分鐘可以做什麼？我的孩子得花十分鐘才能出門上學，我認識一位咖啡師得花超過十分鐘才能完成一杯咖啡。當然，可能是相當精緻的星冰樂，再加上一份烤三明治。喔，還有早餐麥片，或許再來一片餅乾。你知道我的意思，對任何人來說，十分鐘都不足以做任何有意義的事情。

而這本書的目的，則是在於填補資訊的鴻溝。無論是阿茲海默症，或任何形式的失智症，都需要遠遠超過十分鐘的時間來診斷，而診斷後的影響會是一輩子的。身為醫生，我必須提供許多資訊，才能幫助患者理解和接受他們的診斷結果。對於大多數人來說，被診斷出阿茲海默症這類的疾病令人恐懼。因為我們的人生可能產生劇烈改變，也影響了愛我們的人。我們的關係可能變得緊繃，生理、情緒、社會和財務方面都受到波及。

這本書將幫助人們更了解自己的診斷，也幫助失智症患者身邊的人學習如何照顧他們。

身為醫生，我遇過無數的失智症患者，我的第一次經驗是在就讀醫學院之前。我當時住在英國東部一九七〇年代的住宅區。不知為何，在一排排房子間的道路兩側，路名卻各自不同。我也不知道為什麼在那個年代，人們似乎很喜歡把房子蓋得讓居民和訪客都無比困惑。但奇蹟似的，我們卻還是能準時收到郵件。對當地人來說，一切都習以為常。

成為家庭醫生開始看診後，我也時常在這樣的住宅區迷路——離主要道路很遠的住家、擋住街道和房屋的巨大車庫、黑暗的小巷子等。我的方向感很糟，但我想自己應該沒有罹患什麼影響大腦的疾病。

既然住在如迷宮一般的環境裡，那麼某天發現一位年長女士茫然的站在我家後方，也不太令人意外。我的母親問她要去哪裡？巧合的是，母親剛好有一封必須寄往那個地址的信，因此我們和那位年長的女士一起走到她家，又或許是我們陪她走到另一個陌生人的土地上，然後讓她進去。我們並不清楚是哪一種情況，但我們認為那裡應該就是她的家。

回想起來，我認為那位女士罹患了失智症，而且最有可能是阿茲海默症。**在熟悉的環境中失去方向感**，是診斷失智症的徵兆之一。

阿茲海默症和所有的失智症一樣，由許多常見的症狀構成。在現代，大概很難找到不認識失智症患者，或是沒有照顧過失智症患者的人。在本書中，我們將告訴你阿茲海默症為何，並概述其他類型的失智症；我們將探討如何防止症狀惡化，並了解阿茲海默症的徵兆。

還有，我們有可能在病情加劇前發現嗎？我們將討論診斷失智症所需要的測驗和調查，以及可能帶來幫助的治療。並且介紹藥物和非藥物的治療，以及輔助療法。

我們也會提供一些與失智症共存的訣竅，幫助患者在診斷後依然能活得精彩。最後，我們會提到一些最新的研究，了解未來可能出現哪些充滿希望的療法。

失智症的診斷不論對患者或家屬來說都很可怕，但願這本書能破除一些迷惘，照亮黑暗的角落，並帶來一些安慰和小確幸。

第一章

大腦造就了我們，失智卻奪走一切

阿茲海默症屬於神經退化性疾病的一種。神經指的是大腦，退化性的意思我相信夠清楚了。神經退化性疾病有許多種類，包含阿茲海默症、亨丁頓舞蹈症（Huntington's Disease）、帕金森氏症，以及肌萎縮性脊髓側索硬化症（Amyotrophic Lateral Sclerosis，俗稱漸凍症）。

這些疾病對人體的影響各不相同，但共通點在於都會使部分的神經系統（無論是大腦中樞或周圍神經）失去正常功能。一旦如此，我們就無法正常運作，這也解釋了為什麼患者會出現各種症狀。

阿茲海默症屬於造成失智症狀的眾多疾病之一。失智症有許多種，我看過最多的是阿茲海默症，也有血管性失智症、路易氏體失智症、額顳葉型失智症、酒精相關性失智症（Alcohol Related Dementia）、克雅二氏病（Creutzfeldt-Jakob Disease，庫賈氏病），以及混合型失智症（Mixed Dementia，例如血管性、阿茲海默症同時發生）。而我們也曾在帕金森氏症、C型尼曼匹克症（Niemann-Pick Disease type C）、人類免疫缺乏病毒（HIV）等患者身上發現失智症狀，但出現的機率不一。在稍後的章節，我們將大略探討這些情況。

你的歡樂與悲傷，都源自大腦

在探討失智症到底是什麼之前，我想先介紹一下我們的大腦。大腦很神奇，由灰色和白色的溼軟果凍狀物質組成。人腦大約一公斤重，就像超級電腦一樣，大腦能進行深奧的運算、回憶和辨識，也能夠處理神經從身體各部位傳送來的信號，並發號施令。

一切都存在於我們的大腦中：柳橙的顏色、割完草後的氣味、檸檬的味道。快樂和悲傷、喜悅和憂愁都在大腦中處理。我們的自我、希望與夢想、信仰與偏見，都發生在大腦中數十億的神經元裡。每個動作、欲望、需求和渴望也出自於大腦。

每當有人問我某樣事物是不是「在大腦裡」，我總是回答：「是的，還有其他事物也是。」對頭顱裡的大腦來說，我們或許只是會走動說話的維生機器。人類是不可思議的動物，幾乎是地球上適應力最強的物種，能夠馴服大自然、伸手探向繁星，或是搞砸自己想做的事。我們有多麼聰明，就有多麼惡劣。

每個神奇的發現、每場災難性的戰爭、每個歡樂或悲傷的時刻，都來自我們的大腦，很震撼吧？

花一分鐘坐下來看看周遭，想想你的大腦必須做到哪些事。你看到什麼？光線進入你的眼中，接觸到視網膜，信號從視神經進入大腦的枕葉，經過處理後成為視覺的影像。

你聽到什麼？時鐘的滴答聲？鳥鳴聲？在我家裡通常是孩子的聲音。空氣壓力會使我們的鼓膜震動，刺激聽小骨，使耳蝸中的毛細胞移動，由聽神經傳遞訊號到腦部，大腦則將這些資訊判讀為聲音。

吸一口氣，我們的嗅球會利用鼻子頂端穿過篩板（薄脆而有篩狀細孔的骨骼，分隔顱前窩與鼻腔）的纖維偵測到氣味分子，傳送到大腦並判讀為氣味。

想想看你開心的時刻。或許是孩子出生、畢業典禮，或是與相愛的人一起遊玩。對我來說，孩子出生的回憶就像昨天才發生那樣的鮮明。回憶時，我可以想起所有的景象和聲音，甚至是害怕和擔心的感受，以及無限的喜悅，這些回憶是無價之寶，也造就了今日的我。

這一切之所以會發生，都多虧了我的大腦。無論是好是壞，我們都是自己行為的產物。我們的經驗、成長過程和基因都影響著我們。我們的大腦受到經驗和環境的形塑，成就了當今的自己。

我們的五種感官都能夠觸發回憶、情緒和感受。大腦不同部位的連結會賦予我們的每一個互動不同的意義、回憶和情感。我們從經驗中學習，了解檸檬的氣味、快樂的感覺，以及上個星期四發生了什麼事。換句話說，我們的大腦造就了我們。

阿茲海默症剝奪了造就我們的一切，事實上，我會說所有的失智症和神經退化性疾病皆是如此。或許這聽起來有些誇大獨斷，但假如大腦真的形塑我們，那麼大腦的某部分無法順利運作時，我們當然也會發生改變。慢慢的，周遭的人也會注意到這樣的改變。

我們在人生中會不斷改變。我總認為大多數的人心胸開放，或至少我遇到的人都是如此。隨著人生體驗，我們對世界的感受會不同；隨著經驗累積，我們的態度和信念也會改變。我很確定每個人在孩提、青少年或成年時代，對於生命、宇宙和萬物的想法都不一樣。

沒有人是永恆不變的，我們的經驗和想法會不斷變化，隨著人生的進展，我們的樣貌也改變著。

腦的功能與構造

在進一步探討阿茲海默症之前，我想再告訴你一些關於大腦的奧祕。首先是一些事實和數據：我們對於周遭的感受、體驗，乃是透過一個約一公斤重的器官所處理，一般認為，人類的大腦大約有一千億個神經元。神經元即是神經細胞，而神經細胞在本質上，可以說是生命（特別是人類）的基石。

神經細胞很神奇，細胞本體圍繞著像樹根般的樹突狀細胞，並與其他細胞連接，軸突則由細胞體向外伸出。想像一下，就像是將電流信號傳遞到突觸的線路一樣。

突觸在細胞的末端，包含了稱為神經傳導物質的化學物質。就像一場微型接力賽一樣，突觸將信號傳給下一個細胞，執行它們收到的任務。總合起來，這些細胞讓我們能思考、走路、說話、笑、跳躍和唱歌。就像人體所有的部位，神經相當神奇奧妙，我大概已經讓你感受到了。

大腦裡還有很多不同的細胞，除了神經元之外，也有神經膠質細胞，總共分為三類：星形膠質細胞（Astrocytes）、寡突膠質細胞（Oligodendrocytes）和微膠細胞（Microglia）。我還記得在醫學院的日子裡，有人告訴我神經膠質細胞沒有功能，或是我們仍不知道它的功能。

然而，隨著科學進步，我們對神經膠質細胞可能扮演的角色有所理解。其中一部分包含了大腦的免疫系統，會因為腦部發炎而觸發（身體對抗外來物質的方式），而阿茲海默症這類神經退化性疾病，正是其中一種狀況。

膠質細胞參與傷害修復的過程，而這麼多年來一直以為沒有功能的細胞，如今成了炙手可熱的研究對象。假以時日，我們一定會對這種細胞有更多理解（但很遺憾，在這本書出版前尚未發生）。

這些細胞合起來形成了我們的大腦，可謂地球演化中最精妙的例子。大腦由許多部分或「葉」（lobe）組成，每個部位有許多不同的名稱。但為了簡潔明瞭，再加上我修習神經解剖學已經是許多年以前的事了，所以我會說得簡單些。

基本上，大腦外部稱為大腦皮層。如果你窺視某人的頭顱內部，這會是你第一個看到的皺褶部位，皮層分為許多葉，位於前方。枕葉位於後方，頂葉在兩側，顳葉則在太陽穴。

大腦的更深處是邊緣系統，底部則是腦幹。腦幹會幫助我們做出許多不需經過思考的事情（反射動作）。對我們來說，很多事情就是這麼發生了。

前額葉有部分參與了動作的控制和複雜的思考，例如在社會環境中生存、自制和衝動等行為。頂葉參與了認知過程，枕葉負責視覺，顳葉則參與了聽覺和嗅覺。

更深處的邊緣系統由下視丘、腦下垂體、杏仁核和海馬迴組成。下視丘和腦下垂體負責管控我們的荷爾蒙，但請放心，本書不會討論太多。杏仁核對我們的生存至關緊要，特別是和我們的恐懼感有關。

海馬迴參與了大腦記憶形成的過程，這個部位相當重要（至少對本書來說），但體積卻很小。事實上，我想不到大腦有哪個部位不重要，每個部位都有存在的必要性。而和往常的說法相反，我們其實並不僅使用一〇％的大腦而已，只是我們或許會遇到一些看起來這樣的人。

我們聰明的大腦與脊椎相連，脊椎匯集了許多進入和離開大腦的神經，讓我們得以走路、說話、移動、感受、跑步和跳躍。我們的想法會轉換成動作，將信號傳遞到肌肉，完成我們的意圖。我們無意識的呼吸、消化食物、改變心律，或是在面對危險或痛苦的瞬間做出反應。這些過程雖然不受意識的控制，卻讓我們好好活著。

仔細想想我們的大腦能做到多少事，真的很不可思議啊。

借用已故美國天文學家卡爾・薩根（Carl Sagan）在《預約新宇宙：為人類尋找新天地》（*Pale Blue Dot: A Vision of the Human Future in Space*）一書中寫道：

所有愛與恨的感受、所有生命的知識，只存在於記憶中的人們和地點、所有的喜悅和痛苦、每個虔誠的信仰和英勇或懦弱的行動、創造或毀滅、發明或探索的渴望、學習到的每個教訓、犯下的每個錯誤、創造出的每件藝術品或樂曲、每一場戰爭或和平、每個理念和觀點、每件你曾經或即將知曉的事物……都源自大腦。

這多麼令人驚嘆啊！

第二章

失智是病，並非正常老化

阿茲海默症屬於神經退化性疾病之一。前面曾經提過，這代表大腦的一部分會退化或崩解，可能會縮小或消失，神經的數量減少，使得大腦失去部分的功能。

當大腦的特定部位失去功能，我們就可能不再是以前的自己了。或許是失去關於某些人或地點的回憶、忘記某個動作的流程，或是在自家附近迷失方向。

根據世界衛生組織（WHO）的定義，**失智症的特色是記憶力降低、思考困難、行為改變，以及無法順利完成日常活動**。失智症在年長者身上比較常見，但並非正常老化的一部分。

二〇一九年，國際失智症協會（ADI）的全球失智症報告，預估全球有超過五千萬名失智者，每年新增的患者人數大約是一千萬人。阿茲海默症在其中大約占了六〇%至七〇%。

全球每三秒就有一個人失智

失智症對於人們的行為能力造成許多問題，很顯然的，失智症也是全球殘疾和依賴性問題的主要原因。失智症會造成生理的問題，特別是當患者難以照顧自己時；同樣也會造成心理的問題，例如憂鬱症，或是難以控制自身的行為和情緒。

從社會的觀點來看，失智症會帶來巨大的影響，造成經濟困難，且不只是患者本人，更擴及了其家庭、照護者和整個社會。

失智症，特別是阿茲海默症，通常是長期不斷惡化的病症。你可能會注意到記憶力、思考、時間和空間感、言談理解、計算能力等方面的問題，判斷力和決策也會受到影響；又或許會覺得情緒難以控制，在社交場合無法做出適當的行為，以及失去做事的動力和衝勁，罹患失智症的人很容易陷入脆弱的處境中。

對許多人來說，失智症的診斷難以承受；而有些人則會繼續生活，面對隨之而來的挑戰，決心要精彩的度過每一天。讓我們做出決定的原因有很多：我們擁有多少支持、我們對於病症了解的程度，或許也包含診斷時病情進展到什麼程度。

對某部分的人來說，失智症的診斷會伴隨著一種羞恥感，讓他們覺得自己不再有價值，無法再用過去的方式和朋友、家人及同事相處。而這本書將告訴我們，事情並非一定如此。

根據阿茲海默症協會的統計，截至二〇一五年，英國大約有八十五萬人罹患此類失智症，且大多數都在六十五歲以上。英國有超過一％的人口罹患失智症（按：依內政部二〇一九年十二月底人口統計資料估算，臺灣失智人口約二十九萬人，占全國總人口一．二四％），而有鑑於過去數十年來的人口成長和老化，預估到了二十一世紀中葉，英國就會有超過兩百萬名失智症患者，而全世界則會有超過一億一千五百萬名失智症患者。如此大量的人需要額外的協助和支持，他們的家人除了憂心之外，也必須花費時間照顧他們，其中的壓力、擔心和焦慮不言而喻。

在過去數十年來，失智症的確診率穩定上升。**超過六〇%病例診斷為阿茲海默症**，一七%是血管性失智症，一〇%是混合型失智症，四%是路易氏體失智症，二%是額顳葉型失智症，二%是帕金森氏症，而剩下的三%則是其他罕見型失智症（見下頁圖表）。

阿茲海默症，就像是腦中記憶的接力賽掉了棒

我想告訴你一個故事，關於德國精神病學家愛羅斯·阿茲海默（Alois

	所占比例	主要病程	適合的治療方式
阿茲海默症	64%	確診後通常還可以存活7年到10年之久，超過90%都會出現記憶問題。	主要使用藥物，阻止大腦中的神經傳導物質分解，如愛憶欣膜衣錠（Donepezil）。
血管性失智症	17%	存活期約3到5年，通常在發生腦血管疾病之後，認知功能開始的逐步退化。	在治療血管性失智症時，通常會先處理風險因子：治療血壓、糖尿病，以及降低膽固醇等。
混合型失智症	10%	大部分的失智症都屬於混合型，症狀取決於大腦受到影響的部位和情況，通常發生在70歲以上的患者。	針對主要的失智症混合類型，量身打造適合的治療方法。
路易氏體失智症	4%	除基本的影響認知，還會出現白天嗜睡、失去嗅覺等症狀。	目前沒有治癒方法或藥物能改變疾病的進展，只能依情況使用藥物減緩症狀。
帕金森氏失智症	2%	與路易氏體失智症有許多重疊處，但是在病程上，行動的問題會先出現，然後才是記憶方面的問題。	主要使用憶思能膠囊（Rivastagmine）作為治療方式。
其他罕見類型約占3%			

▲常見失智症類型

Alzheimer）的故事，阿茲海默症正是以他為名。

十九世紀，在德國行醫的愛羅斯・阿茲海默，遇到一位名叫奧古斯塔・迪特（Auguste Deter）的女病患。五十一歲的她出現短期記憶的問題。隨著時間過去，她出現越來越多現今我們判定為阿茲海默症的症狀。

在她過世以後，人們在她的腦部發現了相關的病變：部分大腦出現斑塊、糾結和萎縮。本章稍後會更深入討論斑塊和糾結的部分。

身為醫生，我們常認為自己很「科學」，這就是為什麼我們會用「doctor」這個頭銜（doctor 在英文中也有「博士」的意思）。這只是一個傳統，畢竟在英國的醫學學位並非博士。無論如何，我們還是喜歡認為自己涉足科學界。

不過作為家庭醫生，我大部分的時間都在處理「社會」問題，例如居家或家庭關係的問題。有時甚至還要處理愛心食物配給，甚至修理卡住的影印機。我們喜歡可以親眼看見的事物，喜歡切開病灶、送出化驗樣本、在顯微鏡下檢視後做出診斷。

愛羅斯・阿茲海默注意到我們如今熟知的阿茲海默症狀。不過在當時，還沒有特定的病名。他注意到神經纖維糾結（neurofibrillary tangles）和類澱粉蛋白斑塊（amyloid plaques）的現象。其他常見症狀包含突觸退化（神經末端的突觸減少），以及海馬迴的神經元減少，而海馬迴對於短期記憶到長期記憶的轉換至關緊要。

突觸位於神經的末端，充滿了稱為神經傳導物質的化學物質，可以將信號傳遞到細胞的下個部分。假如突觸無法順利運作，或是神經傳導物質缺乏，信號就無法順利傳遞。這就像是接力賽中，跑者弄掉了接力棒。

海馬迴在大腦中有許多重要的功能，就像大腦的其他部分一樣。海馬迴體積很小，在大腦深處，與其他部位皆有連結，有許多通道進出。如果這個部位受到傷害（阿茲海默症、特定類型的中風，甚至是思覺失調症都可能是成因），就會影響到記憶的形成。

受到傷害的部位不同，可能造成的影響就不同，或許是難以回憶過去，或是無法生成新的記憶。過去認為，我們所有的腦細胞都是與生俱來的，但如今已經知道這是錯誤的。

在人的一生之中，海馬迴會不斷生成新的細胞。海馬迴是大腦中忙碌的小區域，也是阿茲海默症普遍造成最大傷害的區域。這解釋了為什麼許多患者或家屬告訴我：「他們能清楚記得以前的事，彷彿昨天才發生，卻記不得我剛剛說的話。」這都是因為海馬迴的緣故。

我們討論了大腦有多麼神奇，而阿茲海默症又如何使其中重要的一部分不再順利運作，但問題是：阿茲海默症的成因是什麼？

高血壓、不愛運動、憂鬱、抽菸都是高危險群

前面提到了斑塊和神經糾結這兩種構造。檢視失智症患者的大腦時（通常是在他們不再需要大腦以後），我們會發現一種稱為「澱粉蛋白斑塊」的物質。這些斑塊由稱為類澱粉蛋白（簡稱Ａβ）的物質所構成，被認為是阿茲海默症的特徵之一，但是早在其他病徵或疾病發作之前，就已經存在於許多人的腦部。大多數（幾乎全部）超過一百歲的人都有斑塊和神經糾結，而其中超過九〇％會有某些類型的記憶問題。

阿茲海默症的診斷主要是基於患者出現的變化，有些是顯微鏡下的觀察，有些則是患者親友的發現，但通常是逐漸發生，甚至可能在疾病變得顯而易見前數十年就已經開始。

對許多人來說，改變一開始可能不太明顯，但還是讓人擔憂：每個人

都可能遇到的日常記憶出錯、「舌尖現象」（指對於特定的字詞確實知道，但一時間卻無法想起），這些會是什麼嚴重毛病的前兆嗎？我希望不是，但唯有時間能證明一切。

一旦阿茲海默症發作，大部分的人能在這樣的情況下存活數年到數十年之久。雖然是晚年發作的疾病，卻未必代表會影響人的壽命，但確實對生活的品質造成了許多損害（至少在旁觀者眼中是如此）。

大部分的情況下，阿茲海默症「就是發生了」，究竟是偶發、厄運或命運呢？雖然病症通常在晚年才會發生，但也確實存在某些風險因子。有些是基因上的，而除了責怪父母親之外，我們也沒辦法做什麼。

前面提到，阿茲海默症有部分是源自大腦的斑塊和糾結（Aβ斑塊和神經纖維糾結），許多人的大腦都會形成這些構造，而要是沒能加以清除就會造成問題。但就現實面來說，唯有症狀變得很明顯之後，人們才會去尋求診斷，因為大部分的人，都不願面對隨之而來的問題，或是自認為「我沒事」。

有一些技術可以用來尋找Aβ斑塊，例如特定的影像技術（正子斷層掃描 positron emission tomography，簡稱PET），但實際上，失智症的診斷，更多是根據患者和家屬對具體病徵的發現與描述，再加上一些血液測試和記憶測試（參考第四章）。

阿茲海默症是一種漸進性的疾病，會緩慢隨著時間惡化。嚴重的程度和惡化的速度都因人而異。身體無法排除的Aβ斑塊會堆積在細胞之間，也會出現在我們的血管壁。神經纖維糾結在細胞內部，累積一種稱為濤蛋白（tau）的蛋白質。斑塊在細胞之外形成，而神經糾結在細胞之內。

斑塊的成因是前類澱粉蛋白質（Amyloid Precursor Protein）的分裂。而早老素一（presenilin 1）和早老素二（presenilin 2）這兩種基因出問題，就會促使斑塊生成，所以基因突變也會影響前類澱粉蛋白。

大多數診斷為阿茲海默症的患者都介於七十歲晚期到八十歲初期之間，而且**女性的比例似乎比男性更高**，有許多證據顯示，受到雌性激素（主要的女性荷爾蒙）的影響，海馬迴中的神經細胞會發展得更強壯，這讓我懷疑，阿茲海默症是否會在更年期後的女性身上更常見，因為她們的雌性激素濃度降低。前面提到了風險因子，有些是基因決定的，有些則相對可以控制。根據觀察，**糖尿病**、**中年高血壓**、**肥胖**、**不愛運動**、**憂鬱**、**抽菸**、**相對教育程度低**，**似乎都是風險因子**。而其中有許多因素肯定在我們的掌控之中。

我們可以減重。一旦體重增加，要減重或許不那麼容易，但絕對做得到。身體活動對每個人來說都可行，最棒的運動就是你正在做的運動。我幾乎想不到任何不該去運動的人。

而憂鬱本身是醫學上的問題，可以加以治療，透過藥物、諮商，或是兩者結合，大多數人都能好轉。抽菸？這沒有任何藉口，戒掉就對了。有許多資源可以協助你戒菸。

至於教育方面，好吧，我們知道知識含量較高的人（通常教育程度也較高），一般來說退化的速度稍慢一些。或許可以想像成出現裂縫的水桶，如果一開始的水比較多，要流光所需要的時間就比較長。勤奮不懈的自主學習，對各種事物保持好奇，不斷的學習，直到你再也無法學習為止。

有趣的是，這些危險因子很大的程度上，和導致心臟病與中風的因子非常相似。對心臟好的東西對大腦應該也很好，聽起來挺有道理的吧？

沒有人能確定各項風險因子的重要性分別是多少，但如果注意到這些面向，做出簡單的改變，就能幫助我們提升整體健康，或許也能避免晚年的認知退化，降低阿茲海默症帶來的影響。

有幾項基因問題顯然會影響阿茲海默症的發展。其中一種罕見的類型在患者年輕時就會發作，研究顯示為特定的基因缺陷所造成，將使類澱粉蛋白斑塊的發展速度加快，大腦無法順利清除。

舉例來說，早期發生的遺傳性阿茲海默症與早老素（Presenilin）的基因突變有關，而早老素這個名稱也因此而來。大部分的突變都會使Aβ斑塊過度生成。載脂蛋白基因（ApoE，參與脂質的處理）的缺陷似乎也與阿茲海默症的發展有關。載脂蛋白有許多類型，而造成最大風險的是第四型基因。

帶有其中一套缺陷基因的人，罹患阿茲海默症的風險是一般人的三倍，而兩者皆有的人則有十二倍的罹病風險。不過所有的基因測試都會引發一個問題：你會希望知道自己帶有缺陷的基因嗎？

第三章

記憶出錯的方式，有很多種

我們的身體非常神奇，但也有許多可能出錯的地方。大部分的時間，它們都能順利運作。人們將這件事視為理所當然，直到某個部位不再運作，或是運作的方式出了問題。和身體其他部位一樣，大腦可能出錯的方式也有很多種。

失智症的類型眾多，而我們將在這個章節好好探討。你或許會發現這些病症都有不少的共通點。

我不會提到太多細節，只會給你關於該病症足夠的概念，以及在自己或所愛的人身上出現哪些狀況時，就應該擔心是否為失智症。

後面的章節才會介紹治療和檢驗的部分，有許多檢驗方式都能測出不只一種的失智症類型。

治療的方式雖然有限，但幾乎每一種類型都能兼用。

血管性失智症，存活期只有三到五年

「血管性」指的是血液供給。就像心血管疾病（血液對心臟供給和心臟本身的疾病）一樣，我們也可能得到腦血管疾病，意思就是供給大腦的血液出了問題。血管性認知功能障礙和血管性失智症，都是流向大腦的血液減少所導致。

嚴格來說，「單純的」血管性失智症，也就是完全由大腦缺乏血液所造成的失智症，相當罕見。事實上，在許多死後病理解剖發現，**大多數的人都是「混合型失智症」**。這代表除了供給大腦的血液減少或缺乏以外，患者的腦部也有許多阿茲海默症的斑塊和糾結。

我們經常會在患者中風出現認知功能障礙時，做出血管性失智症的診斷。但事實上，情況通常是兩種失智症的結合。生命中很少非黑即白的事物，醫學方面也是。

在治療血管性失智症時，我們處理的通常是風險因子。意思就是治療血壓、糖尿病，以及降低膽固醇。並沒有明確證據顯示這樣的治療是否有效，尤其是因為此類病症通常都出現在中風（腦血管破裂）或小中風（暫時性腦缺血）後。

血管性認知功能障礙的範圍，從輕微的下降到嚴重的失智症皆有。我們會注意到患者的心智反應速度減緩，對於訂定計畫和組織感到困難，或是出現行為上的問題。也有可能會發生短期記憶的衰退，出現焦慮和憂鬱等心理狀況，或是對日常生活的活動失去興致。雖然最終的診斷可能不同，但不同失智症類型在症狀上有許多重疊之處。

醫生為患者做檢查時，通常都希望能找到一些臨床症狀，為可能的診斷提供線索。在實驗室檢測和醫學影像科技出現之前，我們所能依靠的就只有患者的口述和自身的觀察，因此不應該低估仔細觀察，和認真傾聽的力量。我想，這個道理也能應用在人生當中，但這離題了。

我們通常會在患者身上觀察到不正常的「反射」。所謂反射，是指不需要經過思考的神經傳導路線，而失智症患者的反射可能會因為在身體不同側，出現不同的反應。

患者的語言問題，在醫學上稱為「構音障礙」，也就是難以形成字詞，或發音不清楚。有時也會出現「帕金森氏症候群」，即類似帕金森氏症的症狀，但並非由帕金森氏症所造成。症狀可能包含顫抖、步伐拖曳和缺乏臉部表情。也可能會四肢僵硬，或尿失禁的困擾。我們觀察到的狀況和疾病展現出的病徵，很大一部分都取決於大腦受到影響的部位。

雖然單純的血管性失智症很罕見，大約只占了十分之一；但超過四分之三的失智症患者在死後病理解剖時，大腦都出現血管型疾病的病徵。這說明了醫學診斷充其量只是在充分證據下，對於身體狀況所做出的推估，而不是百分之百的肯定。同樣的，這除了是醫學臨床智慧，也能應用於人生。

大部分血管性失智症的診斷通常是「混合型失智」，因此在症狀、預後（按：醫生對病情發展的預測）和大腦病變的方面，都很可能與阿茲海默症相似，也很難判定哪些病程或症狀是因為血管疾病造成，哪些則是源自阿茲海默症。

以診斷來說，假如患者在認知障礙出現前，曾經發生腦血管疾病，那麼即可判斷為血管性失智症。腦血管疾病包含中風，或是一連串的小中風，而結果可能是輕微的症狀，或是嚴重的失智症。我想，大概有不少人都患有某種程度的腦血管疾病，卻渾然不知。

在診斷方面，**血管性失智症可能是第二常見的失智症類型**，有六分之一到三分之一的失智症患者，都被判定為血管性失智症。一般來說，年紀越大，此一疾病就越常見，特別是在超過八十歲以後。

和阿茲海默症相比，血管性失智症通常會使壽命縮短，原因很可能是其他血管性疾病的影響，例如心臟病。**血管性失智症診斷後的存活期通常是三到五年，阿茲海默症則是七到十年。**

有一些風險因子可能會提升罹患血管性失智症的機率。故不令人意外，中風會提高血管性失智的風險，而隨著中風的存活率日益提升，這樣的情況可能越來越常見。

治療中風的速度越快，意味著大腦因為血液缺乏而受到影響的部位就越小，而復原後的損傷也就越少。然而治療高膽固醇和高血壓，都會使中風的發生率降低。

其他影響血管性失智症的因素包含過重或肥胖、糖尿病，以及稱為「心房纖維性顫動」的心律不整現象。心房纖維性顫動指的是位於心臟上半部的心房，不受控制的混亂跳動，不像一般「撲通、撲通」的心跳，而可以想像成類似快節奏自由發揮的爵士樂，心律因此而不整，通常速度較快，並且可能導致心房的血栓。血栓會脫離心臟，進入血液循環中，在腦部卡住而導致中風。

而中風會造成什麼結果？在某些案例中，就會發生血管性失智症。因此，心房纖維性顫動可不是件好事（但可以使用抗凝血劑，來降低這類中風的風險）。

除了上面提過的之外，還有其他的風險因子。首先，女性的風險似乎較高，還有低教育程度、低社經地位、高血壓、心臟病史、中風、高膽固醇、憂鬱症、抽菸和缺乏運動。我們大概已經很了解心臟健康的重要性，而大腦也是一樣的，特別是從血管性失智症的角度來看。因此，別再抽菸，多運動、適度減重，降低血壓吧。

你會發現，有些風險因子是可以調整的，也就是受到生活方式所影響。當然，要避免憂鬱就比較困難了，畢竟憂鬱症可不是一種選擇。

還有許多情況會導致血管性失智症發生。大腦中血液供給停止的部位稱為梗塞，可能出現在任何位置。你或許曾經聽過「心肌梗塞」，這指的就是心臟的肌肉因為缺乏血液供給而壞死。而在失智症的情況下，壞死的部位則是腦部。

然而，當我們注意到症狀出現時，再去理解背後的機制，就只是學術上的探討而已。雖說如此，如果可以稍微了解整個過程，就能幫助我們搞清楚為何在疾病診斷過後，我們會需要特定的治療方式。

假如大腦的某個部位發生梗塞，就會停止運作，或是失去大部分的功能。梗塞的數量、位置和範圍，會影響認知障礙發生的狀況。多重梗塞、大型梗塞或大腦皮層的梗塞，通常會提升血管性失智症的發生機率。

受到影響的部位一開始通常會有發炎反應，這是身體自我修復的方式，但不一定總是有效。就像我們若受到擦傷或割傷，傷口就會發炎，雖然能幫助我們痊癒，但過程總是不太好受。

在診斷這部分，我稍早提過醫生可能會如何做出結論。但一般來說，我們通常是以認知和大腦中受到負面影響的地方進行判斷。最常見的情況就是患者的記憶障礙，這也是讓人們來看醫生的主要原因。

其他認知障礙也很明顯，包含行為改變、憂鬱或焦慮。也可能觀察到走路方面的問題，例如拖曳型步態。診斷通常是基於臨床判斷，也就是醫生的「我這麼認為」。

我常使用的檢測是「艾丹布克認知檢測第三版」（Addenbrooke's Cognitive Examination III，簡稱ACE-III）。當然還有許多檢測法都能幫助我們判定患者是否罹患失智症，在稍後的章節會討論更多臨床相關的事務。然而，若記憶或思考的問題，出現在中風等腦血管疾病發生後，醫生們通常就會做出失智症的診斷。

還有其他影響大腦的疾病也會表現得類似血管性失智症，包含了阿茲海默症、路易氏體失智症、額顳葉失智症，甚至是憂鬱症。我前面提過，這些疾病的症狀都有許多重疊之處，使得診斷變得更有挑戰性。很難一一釐清所有的症狀，但正如後面章節會介紹的，這些疾病的治療方式，重疊性也很高。

血管性失智症的核心症狀，通常包含了認知的逐步退化。雖然阿茲海默症的典型症狀也是漸進性的退化，但血管性失智症一般來說是發生在腦血管疾病之後。記憶的退化通常和中風、小中風有時序上的關聯。會出現的症狀則與記憶、專注力、語言、視覺空間技能（分析到事物在空間中的位置），以及執行能力（讓我們在生活上順利運作的技能）有關。

我們在後面的章節會更深入說明失憶症的診斷。但一般來說，你可以想像造訪記憶門診，做一些血液檢驗和大腦掃描，以及一些特殊的測驗來檢視不同領域的認知功能。

路易氏體失智症，白天嗜睡、失去嗅覺

路易氏體失智症在失智症中大約占了四%。路易氏體指的是在顯微鏡下，可以在細胞內觀察到的小區域。在症狀方面，路易氏體失智症和帕金森氏失智症之間有許多共通之處，會讓診斷變得稍微棘手。

臨床診斷通常仰賴我們所能得到的資訊，以及患者出現的跡象和症狀，而身體能出問題的方式其實也就這麼多而已。

路易氏體失智症會影響認知功能（思考、動作執行）以及行動，這就

是症狀上與帕金森氏症重疊的原因。我們會發現患者有專注力、視覺空間技能，以及執行能力的問題。基本上就是思考、做事，以及我們每天認為理所當然的日常事物。

患者會無法流利的說話，視覺的認知也會出狀況，並且無法順利解決問題，還可能出現幻覺、睡眠障礙，以及帕金森氏症的症狀：拖曳型步態、肌肉僵硬和顫抖，特別是在靜止的狀態下。

其他的症狀或許比較能幫助診斷，例如白天時過多的睡眠，或是失去嗅覺（我必須說，還有很多原因會造成嗅覺失靈或白天嗜睡。當上醫生以後，我在白天時就很少覺得清醒，小孩出生後狀況更是嚴重）。我所注意的病徵通常是腳步拖曳、僵硬、認知問題和幻覺，這就足以讓我做出路易氏體失智症的診斷了。我們會在後面的章節探討治療的部分。

帕金森氏失智症，動作障礙先於認知障礙

症狀方面，帕金森氏失智症和路易氏體失智症有許多重疊處。在帕金森氏症上，行動的問題通常會先出現，然後才是記憶方面的問題。一般性的認知也會出現障礙，且足以影響日常的活動。

然而記憶開始發生障礙後，患者會無法進行基本的日常活動，例如照顧自己、盥洗、烹飪和清掃。行動速度減慢，變得沒辦法按照自己的意思行動。

關鍵在於，這些症狀必須發生在已經確診帕金森氏症的情況。帕金森氏症一般被視為動作障礙，會出現四肢僵硬無法屈伸、顫抖、行動緩慢，以及站立時血壓降低等。而並非每一位帕金森氏症的患者都會出現失智症，但和普通人相比，**帕金森氏症患者通常會有較高的失智症風險。**

雖然帕金森氏症主要被視為影響行動的疾病，但記憶和思考障礙也可能會出現。帕金森氏症的成因，是大腦負責生成多巴胺的基底核神經細胞減少。而想在臨床看見症狀，必須等到生成多巴胺的神經消失超過一半，才會顯現出來。

我們在前面曾經提過，一些帕金森氏症的症狀和路易氏體失智症相近，但在帕金森氏失智症的情況中，動作障礙會先出現；在路易氏體失智症中，則是認知障礙先發生。

帕金森氏症相當常見，英國目前就有大約十四萬名帕金森氏症患者（按：根據二〇一七年健保資料庫統計，臺灣帕金森氏症患者大約四萬名）。年齡越大就越常見，男性患者的比例也比女性高。病症進展的速度雖然較緩慢，但仍會使預期壽命降低。

除了記憶受損，帕金森氏症患者還可能產生憂鬱、焦慮、恐慌、對於日常活動失去興致等情形，當然還有失智症。

在確診時，約有三分之一的帕金森氏失智症患者，已經出現某種形式的認知障礙。他們通常難以與人對話，視覺空間能力減弱，在白天時過度嗜睡，出現幻覺和妄想。

額顳葉失智症不常見，常被判定為憂鬱症

接下來探討的失智症類型稱為「額顳葉失智症」。我必須說，額顳葉失智症並不常見，或至少得承認，通常要到患者的失智症發展相當嚴重後，才能做出此診斷。這種疾病會造成大腦的額葉與顳葉出現萎縮，因此有了這樣的病名。

額顳葉失智症通常會影響行為和語言，造成行為改變，或是難以產出

和理解語言。就像前面提過的不同失智症類型，在症狀上通常會有相同之處，特別是和帕金森氏症及運動神經元疾病（Motor Neuron Disease，簡稱MND）。

額顳葉失智症的好發期通常比阿茲海默症更早，大約是在中年時期。最初在記憶、時空定向、一般性認知，以及智能方面可能不會出現問題。行為上的症狀則可能類似憂鬱症、焦慮或精神病。

由於額顳葉失智症並不常見，而精神疾病卻很常見，醫生可能會判定為憂鬱症而非額顳葉失智症，並且開始治療。早期出現的症狀，在語言方面的問題有可能會被歸類於憂鬱或焦慮，而排除初期額顳葉失智症的可能性。因此可以看出，在早期做出正確診斷相當困難。

在言語方面，患者在面對較長的字詞時會出現困難，以及發生口吃，和文法問題等障礙，或是難以想起工作、興趣中時常使用的特殊術語。這些症狀一般來說相當常見，也難怪最初很難注意到，不易做出正確診斷。

在行為上，會在人際關係的發展、情緒性回應、日常事務的進行或完成等方面出現問題，也可能出現明顯的行為改變（例如變得不再壓抑、失去對舊有嗜好的興趣，或是對儀式性的行為過度執著）。而這些改變也可以輕易歸結為心理疾病、「中年危機」，或是「精神崩潰」。

其他行為的改變包含食物偏好、社會行為、幽默感等方面的變化，發展出成癮性的興趣，以及容易一時興起、分心、衝動性的行為。我也曾經聽過有的病例是中年後提升對宗教的投入。

如果是以語言為主的症狀，則會出現語意理解的困難，特別是面對以前可以辨識的字詞。患者說話會變得較不流暢，也難以表達觀點或意見。他們會忘記字詞的意思，或是難以記起人名、了解他人所想表達的意思，而專業知識方面尤其會受到影響。

患者也可能會忘記熟悉的面孔，我曾經看過幾次這種狀況，其中有一位患者雖然可以認出結婚照裡的丈夫（有部分原因是她也在其中），但認不出現實中的丈夫本人，這讓所有的當事人都相當痛苦。從醫學的角度來看或許很迷人，但是對於受到影響的人卻是一場惡夢。

和其他類型的失智症一樣，有很多與其他疾病相似的症狀，而其中包含了較為罕見的神經退化性疾病，例如皮質基底核症候群（Corticobasal syndrome）、進行性上眼神經核麻痺症（Progressive Supranuclear Palsy，簡稱PSP），甚至是漸凍人併發額顳葉失智症。我們稍後會再討論這些比較不尋常的情況。

額顳葉失智症就像阿茲海默症一樣，是由於大腦堆積了不正常的蛋白質，但蛋白質的種類不同。其中也有基因影響的成分存在，因此某種程度來說額顳葉失智症可以算是遺傳上的疾病，因為某種特殊的基因缺陷造成。

從預後的角度來說，額顳葉失智症的進展穩定，患者會漸漸失去日常生活的能力。在思考和社交技巧上出現問題，且隨著障礙加重，會需要長期的居家照護。對於某些人來說，這可能只是幾年的問題，而對其他人來說，時間卻可能拉長到十餘年。

額顳葉失智症可能造成嚴重的行為問題（包含對活著失去興趣）、吞嚥困難、錯亂迷失、令人困擾的行為、尿失禁，甚至是失語症。患者可能就這樣不再說話，可以想像這會帶給照護者（專業人士或家人）多大的壓力。

輕度認知障礙，不一定會造成失智症

輕度認知障礙（Mild Cognitive Impairment）從字面上的意思就解釋得很清楚了。基本上就是足以看出的記憶問題，但尚不至於對生活造成重大影響。就像前面提過的其他病症，我們會注意到語言、記憶、思考能力和判斷力的問題。通常表現會比特定年齡預期的更差，但還不至於嚴重到稱為失智症。

根據各項的統計數據，六十五歲以上的族群中，最多可能有超過五分之一患有輕度認知障礙。一般來說，年齡越長就越常見，而八十歲以上受到影響的比例，遠超過年齡較低的族群。

對於某些病例來說，輕度認知障礙是阿茲海默症的早期徵兆，但輕度認知障礙的診斷並不代表必然是阿茲海默症。

雖然輕度認知障礙沒有特定的治療方式，但有一些風險因子，可以幫助我們加以預防。和血管性失智症相似，只要控制血壓、糖尿病、膽固醇，再加上戒菸，就可以幫助避免輕度認知障礙。

在許多例子裡，輕度認知障礙的程度太輕微，幾乎很難注意到。特別是因為患者的日常生活能力鮮少受到影響。

大約有三〇%到五〇%的輕度認知失調患者，在注意到症狀的十年之內，會出現某種形式的失智症，但同樣重要的是，也有很大比例的人並未如此。

輕度認知障礙有一部分的成因是可逆的。當我們將患者轉介到記憶門診時，通常會進行整套血液檢測，希望能找出可逆的因子。其中包含了甲狀腺機能低下、維生素 B12 缺乏。

其他的可能成因（無法由血液檢測發現）則包含腦壓升高，以及慢性硬腦膜下血腫。如果血液滲入腦膜之下，就會造成此一狀況，通常是在輕微頭部傷害之後發生。這可能會造成認知逐漸出現障礙，可以透過患者的病史調查和頭部掃描來診斷。

其他晚年可能會出現的症狀包含記憶力退化、常見的心理問題（例如焦慮、憂鬱和壓力）、潛在的感染，甚至是便祕等。

後腦皮質萎縮症，嚴重可能導致失明

我不確定自己是否看過這種疾病，總之在一般的情況下沒有。這種罕見的漸進性失智症會影響大腦的後側，病理上的症狀與阿茲海默症類似，也會出現斑塊與神經糾結，但主要影響的是視力。患者可能在拼字、書寫和數學運算上出現問題。

我們之所以能看見事物，都是因為大腦後側的枕葉。你或許以為自己是用雙眼去看，但如果視覺皮層出了問題，我們就會失明。假如大腦後側不再運作，即便雙眼完全正常，我們依然什麼也看不見。

因為是視覺出現問題，導致許多後腦皮質萎縮症（Posterior Cortical

Atrophy，簡稱ＰＣＡ）的患者可能會先去看眼科，並得到雙眼完全健康的診斷。我們可能會在開車時注意到辨識、視覺空間判斷等問題（例如其他車輛的速度和距離，或是誤判實際上靜止的物體在移動）。

顏色的判斷也會受到影響，或許會無法忍受明亮的光線；並可能會出現書寫的問題，或是其他日常活動的困難，例如穿衣或盥洗。

和阿茲海默症相比，後腦皮質萎縮症通常會在患者較年輕時明顯發作，最早可能出現在五十歲中期。症狀通常比較微妙，上面列的只是很小一部分。

每個患者的嚴重程度也不同，從早期沒有明顯症狀到晚期大幅影響認知、生活能力、記憶受損、視力問題，最後甚至可能造成失明。

混合型失智症，大多數患者都屬於此類

我們前面提過，事實上大部分的失智症都屬於混合型，而且通常是阿茲海默症混合血管性失智症。但並不全然只有以上兩種混合，我們也會發現其他類型失智症的混合。症狀一部分會受到大腦中病理進程的影響，另一部分則取決於大腦受到影響的部位和情況。這通常發生在七十歲以上的患者，醫生也會針對主要的症狀量身打造適合的治療。

早發性失智症，家族遺傳比例較高

這類型的失智症在患者六十五歲以前就會明顯發作，早發性失智症（Young-onset Dementia）大約占失智症的五％，原因則相當多元。大多數

的情況，患者會出現記憶、行動、協調和平衡方面的問題。早發性失智症的遺傳性因素逐漸增加，甚至有一%的患者是家庭因素造成。

早發性失智症的成因和較年長的族群一樣，包含阿茲海默症，以及潛在的唐氏症或是學習障礙。血管性的成因則包含基因型的血管性失智症，稱為「體顯性腦動脈血管病變合併皮質下腦梗塞及腦白質病變」（遺傳性腦中風，簡稱CADASIL）。當然也包含額顳葉失智症、路易氏體失智症和酒精型失智。

比較罕見的形式則有亨丁頓舞蹈症（會造成動作和認知障礙的基因遺傳疾病）、進行性上眼神經核麻痺症、皮質基底核退化症（Corticobasal degeneration）。更少見的代謝問題則包含戴薩克斯症（Tay-Sachs disease）、高雪氏症（Gaucher's disease）和尼曼匹克症（Niemann-Pick's disease）。我不會太深入探討這一部分，因為和阿茲海默症相比，這些疾病極度罕見。

克雅二氏病，相當相當的少見

克雅二氏病有三種類型：偶發型、遺傳型及醫源型。克雅二氏病屬於普利昂病（Prion disease），普利昂是一種會造成患者腦部感染及退化的蛋白質。克雅二氏病相當罕見，我的執業生涯迄今，或許只看過一位克雅二氏病患者。大部分的患者屬於偶發型，純粹是運氣不好，自身的普利昂蛋白發生病變而造成疾病，並不會傳染。

遺傳性克雅二氏病好發於家族之間，但相當少見。最後，醫源性的克雅二氏病甚至更加稀少。醫源性指的是，問題是由照顧你的人，也就是醫生所造成。這可能是在神經手術中經由組織移植感染，或是在荷爾蒙治療時接受來自大體的荷爾蒙，特別是腦下垂體。

新型克雅二氏病主要和一九八〇年代晚期，牛隻盛行的牛海綿狀腦病（俗稱狂牛症）有關。當時認為，因為有了患病牛隻的肉，所以理當要有吃了大量受感染漢堡的患者出現，但如今仍不見蹤跡。而我認為，這種情況不會發生。

克雅二氏病的症狀包含疾速進展的退化狀況，影響患者的腦部，並且出現人格改變、視力受損、肢體抽搐、失明、失去行動能力、失去聲音，以及漸進性的失去記憶。這聽起來真的很可怕，而我很慶幸這種病症相當少見。

醫源性的克雅二氏病，肇因於接觸到受感染者的腦部組織和脊髓液，例如腦下垂體荷爾蒙注射、角膜移植，以及食用受到神經組織汙染的肉類。這些風險真的會讓素食主義聽起來很吸引人，畢竟我沒聽說過任何人因為吃紅蘿蔔而得到什麼嚴重的疾病……。

酒精性失智症，對生命最殘暴的浪費

整體來說，酒精對你很不好。我曾經也喜歡喝兩杯，但我現在成了滴酒不沾的無聊人士，還告訴每個人不喝酒的好處。就讀醫學院時幾乎每週都在派對中度過，但隨著年紀漸長，我越來越無法享受酒精，也更喜歡在早上起床時頭腦是清醒的，而不是全身難受，想不起前一晚做了什麼。隨著我們對酒精的了解增加，更發現或許根本沒有所謂的安全的飲酒量。

酒精可能造成失智症，我就看過不少例子。在我的親身經歷裡，沒有任何一種疾病是讓患者或旁觀者好受的，而酒精性失智症是對生命最殘暴的浪費，但它完全是可以預防的。我看過許多人被酒精摧毀，而且連他們所愛的人也深受其害。顯然，某些人對於釀酒穀物和葡萄的愛，可能勝過他們身邊的人。

本質上來說，酒精相關的腦部損傷（包含酒精性失智症）是因為長期的酒精濫用和維生素缺乏。這通常會影響四十歲以上的族群，而且肇因於長期固定的飲酒過量。暫時戒酒可能會帶來部分的復原，甚至某些患者能完全痊癒。這也能避免已經出現的酒精相關腦部損傷更加惡化。

酒精對大腦來說是毒素。過量的酒精可能造成身體缺乏硫胺。硫胺是一種維生素B，對於身體和大腦的能量生成，以及神經細胞的功能都至關緊要。硫胺的缺乏通常源自飲食不均衡或是吸收不良。

大量飲酒的人通常都會犧牲食物來喝更多酒，因此產生問題。時常酒醉會讓我們容易跌倒，而反覆的輕度腦部傷害也會使腦部的損傷惡化。

酒精會影響我們的判斷力，讓我們做出很糟的決定。酒鬼通常還有其他的風險因子，例如血管疾病、高血壓、高膽固醇，中風和心臟病的風險也因此提高。

主要的治療方式是預防，以及處理風險因子。大約每兩百個人中，就有一人有某種形式的酒精性腦部損傷。約〇・五%，是一大堆人了。而在酒精成癮的人之中，腦損傷的比例就高達三〇%。性別方面，在男性身上比較常見（以及處於較窮困社區中的女性），但在女性身上出現的年齡通常較低。

長期酒精濫用可能會導致魏尼凱氏腦病（Wernicke's encephalopathy），肇因為在酒精依存的情況下，突然停止酒精的攝取。患者會變得困惑、混亂且易怒，並且出現不自主的抽搐、平衡不佳且動作不穩。如果不加以治療，就可能發展為高沙可夫症候群（Korsakoff's psychosis），對大腦造成無法修復的傷害。

酒精性失智症有許多類型的症狀，同樣取決於大腦受到影響的部位。我們會觀察到低落的決策和組織能力、財務方面的困難、情緒問題、計畫能力欠缺、注意力問題，以及行為抑制。

長期飲酒的人可能會出現急性的震顫性譫妄（因戒酒而引起的急性症候群），嚴重時可能會致命。其症狀包含焦慮、躁動、顫動、過度流汗、失去方向、幻覺，以及強烈的恐懼感。這通常發生在酒精依存者完全戒斷酒精後的幾天之內，但只要確診後就很容易治療。

長期飲用酒精使用也可能對肝臟造成嚴重的問題，最終導致肝硬化，或是無法回復的肝臟萎縮。這可能會造成肝性腦病變。假如肝臟無法順利運作，神經毒性的化合物就可能堆積在腦中，導致混亂和認知失調。

皮質基底核退化症，漸進性的肢體僵硬

這是一種罕見的失智症類型，因此你的家庭醫生在職業生涯中大概很少會遇見，甚至幾乎沒見過。

這是種很麻煩的疾病，不過沒有哪種失智症是好玩的。其症狀因人而異，且沒有任何一位患者會同時出現全部的症狀。

患者通常是漸進性的僵硬，沒辦法用受到影響的肢體，做出受意識控制的動作，而且會隨著時間更加惡化。受到影響的動作通常需要技術和協調，而當患者無法在日常生活中扣釦子或梳頭髮時，就要注意。

症狀通常從身體的其中一側先出現，隨著時間漸漸影響另一側（以及大腦）。我們可能會觀察到顫抖、動作遲緩、肢體抽搐、言語困難，或是當肢體處於屈曲姿勢時，會出現攣縮（痙攣）。患者也可能出現記憶喪

失、失去自制或興趣、注意力缺失或固執行為。隨著時間過去，溝通的能力跟著消失，身體的障礙提升，患者到最後只能臥床，壽命也隨著萎縮。

皮質基底核退化症的原因目前仍不明確，此症狀會使人失去大腦的一些組織，而我前面提過，這會使大腦無法順利運作，大腦的數個區域也會萎縮，而不同區域的逐漸消失，就會在生理上反應出不同的症狀。

這種疾病對男性和女性的影響相當，症狀大約從五十歲以後開始發展。幾乎不曾聽說四十歲以下的人罹患此病症，而受到影響的人口大約是十萬分之五，也就是十萬人之中只有五人會罹病。就像我說的，這相當罕見。因此，我們或許不會想到這個病症，將此症誤診為其他類型的失智症，或是神經退化性疾病。

ＨＩＶ也可能引起認知障礙

ＨＩＶ相關認知障礙（HIV-related cognitive impairment）這是另一種家庭醫學中相當罕見的失智症。其對於思考、記憶和推理的影響相當輕微，因此可能難以察覺，或是被判定成其他疾病。

在抗反轉錄病毒（主要是ＨＩＶ）治療出現以前，大約有五分之一到三分之一的愛滋病重症患者罹患此疾病，如今則低於二%。

常見的症狀包含短期記憶問題、認知緩慢、專注力和決斷力問題，以及偶發的情緒不穩等問題。我可能會輕易診斷為憂鬱症，因為憂鬱症相較之下常見多了。

亨丁頓氏症，八%會在二十歲前發病

亨丁頓氏症是一種罕見疾病，由遺傳的基因變異造成，只要有帶因就有可能發病，並且遺傳給下一代。症狀會反映在思考、動作和行為上，通常會在三十多歲時發作。

這是一種漸進性的疾病，動作的問題最先出現，接著是認知問題，最後才是行為問題。

致病的原因是位在第四對染色體上的基因缺陷。這項基因會構成稱為亨丁頓的蛋白，如果出現缺陷，將在出生之前就對神經造成傷害。

父母親有一方帶因，小孩會有二分之一的機率遺傳到此基因。的確有基因測試可以知道自己是否帶因，但問題是，你會想知道嗎？

對於家庭中有人罹患此症的人來說，這是個很真切的問題，甚至會影響他們是否成家的決定。自然受孕會有遺傳疾病的潛在風險，因此可能使受到影響的夫妻，考慮人工受孕和胚胎著床前的基因診斷。

亨丁頓氏症常被稱為亨丁頓舞蹈症，原文的「chorea」就是舞蹈的意思。行動上的問題（例如敏捷性）、口語的含糊不清、平衡問題、反覆的跌倒和吞嚥問題等，都會發生在病患身上。隨著時間過去，四肢也會變得日益僵硬。

認知上的問題包含思考和處理訊息的速度減緩，難以進行簡單的事務，組織能力減弱等等。越多負面的影響出現，生活的品質就越低落。

也可能會出現心理健康的問題，例如憂鬱和焦慮，而這也是可以理解的。亨丁頓氏症是漸進性的，並且會影響壽命，對於患者和親友都會造成很大的傷害。

多發性硬化症失智症，短期記憶最受影響

多發性硬化症（Dementia in multiple sclerosis，簡稱ＭＳ）的成因是神經外層的包膜（髓磷脂）消失。大約有一半的多發性硬化症患者，會出現記憶和思考方面的問題。

例如造成記憶力低落、思考速度緩慢、難以進行複雜的任務、執行能力出現問題（例如制定計畫），以及視覺空間能力問題。

在症狀方面，和許多類型的失智症都十分相似。多發性硬化症有許多類型，而「續發進行性多發性硬化症」患者和其他類型相比，會出現更嚴重的認知問題。短期記憶受到的影響尤其嚴重，語言方面也會出現困難。患者或許會難以回想起事物，注意力和專注力也受到影響。他們可能難以解決問題，找不到適切的字詞，無法在空間中定向，日常生活也遭遇挑

戰。這些還不包含多發性硬化症在生理上造成的問題。

C型尼曼匹克氏症，兒童的神經退化

這是一種漸進性基因疾病，會造成身體在細胞內，運送膽固醇等脂肪物質的困難。在我接受訓練的過程中，曾經在負責極罕見代謝疾病的代謝科，跟診時遇過一次這種疾病，而我無法想像自己會再次遇到這種疾病。

身為一般科或家庭醫生，我們時常會告訴病人他們膽固醇過高。想當然，膽固醇過高是心臟病和中風的風險因子，但還是必須擁有一些膽固醇，並且由身體適當處理。

大部分的尼曼匹克氏症患者，都在兒童時期被發現，有些可能快速致命，有些則較晚發作，一直到較晚期才被診斷出來。疾病的成因是稱為

NPC1和NPC2的基因變異，在男性和女性身上發生的機率均等，每十萬名新生兒中大約只有一人罹病。

症狀包含吞嚥困難、癲癇、肌肉張力問題、肺部疾病、學習障礙、各式心理疾病、行動障礙、睡眠障礙、跌倒、發展遲緩、聽力缺損，以及眼動問題。上述症狀不盡全面，但正因為症狀多元，有些較輕微的患者可能無法確診，或遭到誤診為其他疾病。

常壓性水腦症，走路不穩、尿失禁

常壓性水腦症（Normal pressure hydrocephalus）是另一種罕見的失智症，辨識的症狀有：步態問題、腦室擴大（大腦中充滿液體的空間），而且沒有其他明顯的原因。因此，這種疾病的診斷可以說是刪去法。

水腦症指的是大腦中充滿過多液體，這通常會使大腦和腦室的壓力累積。這些腦部充滿液體的區域會擴大，並且讓壓力提高。然而，在常壓性水腦症的情況下，患者腦部的壓力卻沒有問題，因此有了這樣的病名。

在症狀方面，我們可能會注意到顫動、肢體僵硬、視覺幻覺、言語困難、辨識能力障礙（無法辨識物體或愛人）；然而，一旦確診後，通常可以透過「分流」（shunting）來達到改善。分流指的是將管路由皮下插入腦室，並將液體引流到可以排出的地方，例如腹腔。

這種疾病通常發作緩慢，好發於四十歲後，症狀往往要經過幾個月後才會察覺。腦部掃描會呈現出擴大的腦室，也就是腦部充滿液體的部位。

最初，我們或許會發現到動作、失禁、思考和行為上的問題。情況會隨著時間惡化，出現越來越多障礙，最終需要密切的照護。

進行性上眼神經核麻痺症，非典型帕金森氏症

進行性上眼神經核麻痺症是一種罕見的漸進性病症，會造成眼部和行動的問題，例如難以解釋的跌倒、步態紊亂、情緒低落、想不到要表達的字詞、執行能力低落，以及情緒混亂。這些和帕金森氏症有部分雷同。目前並沒有已知的療法。

總結來說，有許多不同類型的失智症。許多都有共通的症狀，有些則比較特殊；有些已經有可利用的治療方式（後面會再介紹），有些則沒有；有些出現在較長的年齡，有些相對年輕；有些是基因性，有些則否；有些和其他醫療問題相關，有些則純為失智症的肇因。而幾乎全部都是漸進性的，且大都會澈底改變生命。

無論原因為何，失智症幾乎都剝奪了我們的自我、摯愛者和未來。失智症的確會改變人生，讓生命縮短，但事情就是發生了。我們或許無法改變抽到的一手牌，但可以在得到診斷後，盡量好好的享受生命。

在接下來的幾個章節裡，我們將會知道如果你懷疑自己或周圍的人罹患了失智症，可能有哪些治療方式，又該如何求助。

關於失智症有一個重點：失智症很常見。的確，有一些罕見的類型，但罹患失智症的患者很多，你並不孤單，有很多人能幫助你。問題是，如果你不知道有資源存在，你就沒辦法出發尋找。但願在接下來幾個章節後，你能就近得到協助。

第四章

記憶變差，不是唯一的判斷標準

假如我們懷疑自己或是家庭成員罹患了阿茲海默症（或是其他類型的失智症），該如何尋求協助呢？有時候在失智症的最早期，其實很難發現，我們可以就這麼過日子，直到嚴重的事情發生，才不得不承認問題早已出現。

我們時常會懷疑自己的腦袋是否出了問題，例如一些記憶失靈的情況，像是忘記熟悉親友的名字，或者根本認不出來；在每天經過的社區、地點中迷路；想不起來熟悉的事務下一步該怎麼做等等。而更常見的狀況，是我們摯愛的人注意到了問題，通常是在我們自己察覺之前，就發現了不正常的行為狀況。

被我們歸因於壓力或過度忙碌的現象，很有可能是失智症的徵兆。我們認為是分心所造成的記憶問題，但其實是大腦發生了病理變化。

根據我的經驗，**親人（特別是女兒）通常會比患者還早注意到失智症**

的前兆，而許多明顯罹患某種失智症的病患，卻固執的拒絕接受，或者是無法面對。

我遇過許多擔心自己記憶力出問題的人。有時候親近的家人（不知道為什麼，但通常是女兒）會帶患者到我的診間。

我們會討論他們注意到的問題，可能是短期記憶方面，例如很難記得發生過的對話，或是在曾經熟悉的環境中迷失。我會急忙解釋這並非失智症唯一的判定標準。

我也幾乎不記得任何妻子曾和我說過的話，這讓她相當失望，但我卻可以回想起任何疾病的盛行率。

我清楚記得二〇〇四年的聖誕節，但想不起來妻子十分鐘前告訴我什麼事。我也很容易迷路。假如我到患者家訪視遲到，你就知道原因了。

十分鐘的短期記憶與回憶檢查

在你第一次看診時，醫生很可能會安排一系列的血液檢查，這通常被稱為失智症篩檢。但實際上，這只是一般的血液檢查，或許能告訴我們記憶問題的生理性因素。其中包含了全血細胞計數、腎功能檢查、肝功能檢查，以及維生素B12和葉酸檢查。我們後面會再討論這些檢測。

第一次會診時，假如時間充足，或許會進行一些認知測試。其中有各式問卷，能針對不同的思考領域偵測出潛在的問題。還有一些檢測，包含家庭醫生認知評估（GPCOG）、簡易智能測驗（MMSE），以及有許多版本的艾丹布克認知測驗（ACE）（按：臺灣常用的評估量表為簡易智能測驗MMSE、臨床失智症評估量表CDR、阿茲海默症評估量表ADAS Cog、巴氏量表ADL等）。

我最常使用的是家庭醫生認知評估，是一種相當快速容易的篩檢測驗，可以**在十分鐘的諮詢中完成短期記憶和回憶的檢查**。測驗分成兩個部分，其中一部分由患者填寫，另一部分則由認識他們的人完成（我們戲稱為線人）。假如結果顯示認知下降，下一步就是血液檢查，看看是否有可逆的認知障礙因素。

在英國各地幾乎都有記憶門診（按：臺灣讀者可上「失智症社會支持中心」網站查詢各地照護資源門診），有些是由專門負責高齡者心理健康的心理醫生主治，有些是對失智症感興趣的神經學家，有些則是年長者的家庭醫生。這些地方看診時間通常比較長，一開始可能會由專業護理師或心理醫療人員來進行一些記憶評估。通常在這裡會使用較長的記憶力問卷，例如艾丹布克認知測驗。

接著可能會有更進一步的仔細討論，並解決其他的問題，我們稍後會再說明這一部分。但可能討論的主題包含法律授權書、開車問題、未來照護需求、治療選項，以及日後的規畫。

和任何疾病一樣，阿茲海默症或其他失智症的診斷，都可能徹底改變人生。記憶門診只是更了解整體情況的第一步，讓我們稍微知道如何與之相處，而不再只是痛苦難受。

任何需要長期抗戰的疾病診斷中，最可怕的就是充滿了未知數。隨著醫療科技的進步，了解患者總體的情況，或許就會知道疾病患者的平均壽命、可能引發的問題、可以採取的治療方式。

我們的未來尚未書寫，一切都是未知。確診或許會讓明天的神祕感稍微降低，但也只是稍微而已；然而，這能讓我們提前為未來做準備，雖然有些事未必能由我們決定。

無論如何，我們討論的是在診間裡會發生的事。在某個階段，你會需要進行血液檢測，找尋潛在可逆的認知障礙成因。

醫學診斷看的是模式，我們或許能從病史和患者告訴我們的資訊，來了解發生什麼事。這能幫助我們完成拼圖的一部分。

大部分的失智症類型沒有專門的血液檢測，但更多的測試能幫助我們更了解整體的狀況。我們或許不需要每一片拼圖才能認出整個圖案，但在某些例子裡，我們需要的拼圖越多片越好。血液檢測就是拼圖的一部分。

血液檢測幾乎是每種疾病診斷的第一步，其中的項目很多，包含以下的幾種：

- 全血細胞計數：FBC（Full Blood Count），檢查貧血、白血球數量是否升高（可能代表感染）。
- 紅血球沉降率：ESR（Erythrocyte Sedimentation Rate），是發炎反

應的測量指標。發炎是身體修復損傷的反應，有許多疾病都會造成紅血球沉降率提高。

- C反應蛋白：CRP（C-Reactive Protein），由肝臟生成，在發炎的過程中會提高。
- 甲狀腺功能：甲狀腺功能低下可能會造成認知受損。
- 鈣指數：鈣循環異常的原因很多，且會影響我們的認知。
- 腎功能：假如腎臟出現問題，也會造成認知問題。
- 維生素B12和葉酸：是維持大腦健康很重要的維生素。
- 肝功能和凝血檢查：能幫助我們判斷所產生的認知問題，是否源自肝臟的疾病。
- 梅毒篩檢：判斷認知問題是否源自梅毒感染。
- 銅指數：罕見的肝臟疾病威爾森氏症（Wilson's disease）會使身體的

銅含量過多，可能會造成認知損傷。

- 血糖指數：糖尿病可能是許多問題的潛在原因。

其他可以使用的測試包含：

- 尿液檢查：檢查是否遭受感染（感染也很可能會讓你出現記憶錯亂的情形）。
- 胸部X光：進一步尋找可能造成認知障礙的感染病灶。
- 心電圖（ECG）：醫生會用電極將你的胸口連接在神奇的箱子上。這能幫助我們判斷你是否曾經心臟病發作，或是心臟的功能對認知造成負面影響。

確診不是壞事，它能讓你做好心理準備

我必須說，雖然有很多狀況都可能造成思考和心理健康的問題，但我在實務上看到的並不多。舉例來說，我已經想不起上次看到梅毒病例是什麼時候了。我們有時會遇到因為電解質異常（血液中的鹽循環）而出現急性記憶錯亂的病人，但他們通常是突發性的。

感染也是相同的狀況，病灶通常在胸腔或尿液。年長者可能在很短的時間內，變得極度錯亂困惑，但血液裡化學的變化、感染的狀況，卻相對輕微。即便如此，許多人還是過度應用胸腔或尿道感染指數於年長患者的診斷中。

我看過許多甲狀腺功能低下的病人，但至今仍沒有人因此而嚴重到出現失智的症狀。然而，有另一種情況是，假如你不認真尋找，你就不會發

現自己其實有失智症。

在多數情況下，血液檢查的結果正常，或者大致上正常，又或是呈現出我們已經知道的其他狀況，意味著不需要進一步的檢驗。至此，在生理或病理方面能做的都做了，我就會連絡附近的記憶評估門診。根據你在英國（或世界）的居住地，會有許多的專業人士對於失智症的診斷和治療有幫助。

在門診中通常會詢問更詳盡的問題，讓患者親自敘述問題發生的過程，同時也會詢問陪同他們的親友。我們會為患者進行身體檢查，失智症有許多種類型，但患者也可能出現其他並非失智症的症狀，包含了憂鬱或焦慮等心理症狀、其他潛在的神經性疾病（例如多發性硬化症或漸凍症）、可能會造成問題的生理症狀（例如曾經中風的跡象）。最後，則進行認知測驗，是比較長版的神經心理學測驗，例如艾丹布克認知測驗。

我們會詢問關於患者至今的人生經歷，看看他們接受教育的時間、職業生涯、就醫紀錄，以及過去是否有心理疾病，這些或許能幫助我們的診斷；我們會詢問家族史，是否有親戚罹患失智症；詢問社會方面的問題，例如居住安排、健康保險，以及是否有家人能夠協助照顧。

在醫療用藥方面，有許多治療和藥物都可能導致認知問題。鴉片類藥物（例如可待因，有止痛、止咳和止瀉的藥效）可能造成認知遲鈍，癲癇用藥可能造成記憶困難，治療膀胱過動症的特定藥物則可能提升失智症的風險。事實上，許多處方藥物都可能讓我們覺得有些「昏迷」。

比起患者自身提供的說法，旁人的敘述對於診斷來說通常更有幫助。身邊的親友通常會比患者本人先注意到問題。我們會問他們患者是否明顯的健忘，時常迷路或漫無目的的遊走；患者是否出現人格改變，無法日常自理，睡眠模式改變，或是心情起伏不定。再次強調，上列的問題並不詳盡，但多少可以讓你知道在進到記憶門診時會遇到什麼情況。

認知測驗有許多的種類，可以針對不同的認知功能做選擇。我們會測試注意力、方向感、記憶、語言、視覺空間能力、基本動作能力（例如移動），以及整體能力。我至少聽過十二種認知量表，或許還有更多。無論使用哪一種，都應該選擇已經受到證實，能提供可靠診斷的測驗。

下一步通常是安排某種形式的大腦成像，一般來說會是電腦斷層掃描（CT）或是核磁共振成像（MRI）。大腦成像的功能是幫助我們判斷大腦中發生的事，並考慮是否有其他問題導致了患者的病況。

在大腦成像中，電腦斷層可說是第一線的工具。我的病人會說這是「甜甜圈」掃描。機器由圓環構成，是X光的來源，圍繞著平躺的患者。電腦斷層掃描會使患者暴露於游離輻射中，因此反覆操作會提高罹癌的風險。然而，得到的結果可能值得病人冒這個險。電腦斷層能幫助我們尋找血液或腫瘤，這些都可能是患者認知能力下降的原因。

核磁共振是「隧道」掃描，患者會躺在平臺上，通過發出巨響的吵雜管道，進行時身上不能配帶或植入任何金屬物品。核磁共振是利用超強磁場來重新調整你的質子的旋轉。這實際上並沒有聽起來那麼不舒服，而且過程不會用到輻射，因此不會像電腦斷層那樣提升癌症的風險。核磁共振掃描比較適合用來檢查軟組織，而大腦整體來說挺軟的。

還有更專門的成像檢測，稱為去氧葡萄糖正子電腦斷層掃描（FDG－PET）以及單光子發射電腦斷層掃描攝影（SPECT）。而在我的經驗中，這兩者比較常在研究中使用。

一旦診斷明確之後，下一步就是討論治療方式，可能是藥物相關或非藥物的，還有其他實務上的支持和建議。往後的章節會再討論這部分。

即便你覺得自己可能會聽到壞消息，都不該因為恐懼而阻止自己去看醫生。雖然相較之下輕微的診斷、治療和預後對於患者來說，都可能像世界末日。而失智症的診斷可不是什麼輕微的疾病，但在病發初期的徵象和症狀都還很輕微，而許多人會繼續過著大致相同的生活。當然，他們會比較有心理準備，比較知道前方會有什麼挑戰，或許也會比較珍惜還大致健康的當下，畢竟下一刻的生活可能就不會如此安樂了。

值得慶幸的是，許多類型的失智症都有多種治療方式可以選擇。我們會在下個章節加以討論。

第五章

減緩症狀，藥物只能幫你十八個月

失智症的治療方式不是只有藥物而已。事實上，我會說身為醫生，我們在治療失智症所扮演的角色，還比不上其他治療師以及照護者們。治療失智症不只是吞些藥丸，而是需要整個團隊和個人的努力。

認識失智症治療用藥及副作用

作為醫生，我的角色微不足道。我的意思是，雖然醫生在診斷和治療過程中很重要，但患者整體需要的照護，遠比我所能做的多上許多。其中包含了各種專家和整個團隊的無名英雄，例如家庭成員、朋友和非專業照護者。

我想討論的第一件事是藥物。藥物或許不是治療失智症最主要的部分，卻能幫助暫時性的控制症狀和疾病的進程。我們將探討前述所有失智症類型的治療。

失智症的直接治療有一些藥物可以選擇，也有一些藥物常用來治療相關的症狀，例如行為問題、憂鬱、焦慮和失眠。同樣的，這份清單並不全面，但可以讓你大概知道醫生可能提供你怎樣的治療。大部分的藥物都是合格批准的阿茲海默症藥物。一開始會由專科醫生開立並觀察，而後則會由家庭醫生接手後續的開藥和監控。

我會盡量使用藥物的通用名稱。藥物的品牌名稱通常會因為所在的國家而不同，但每種藥物只會有一個通用名稱，也就是其化學名稱；準確來說，就是藥物中主要活性成分的名稱。

主要治療失智症的藥物包含：愛憶欣膜衣錠（donepezil）、憶思能膠囊（rivastigmine）、利憶靈膜衣錠（galantamine）和拾憶膜衣錠（memantine）。請記住，下面的介紹並不代表你可以因此不尋求醫療照護，也無法代替專業醫師和藥師的諮詢。

藥物只能減緩，不能挽回

．愛憶欣膜衣錠

是用來治療輕微至中度阿茲海默症的藥錠，原理在於透過名為乙醯膽鹼酯酶（acetylcholinesterase）的酵素，阻止大腦中的神經傳導物質乙醯膽鹼分解。

神經傳導物質就像接力賽跑者，或許更精確來說，像接力棒。它們由神經末端釋出，有些會接觸其他神經（稱為突觸），有些則接觸肌肉（稱為肌神經接合）。乙醯膽鹼在身體中有數項功能，由肌神經接合處釋出，且對於我們的自主運動相當重要。

在自主神經系統（也就是不需要思考就能運作的神經系統）中，乙醯膽鹼參與了「戰或逃反應」，讓我們面對危險或威脅時保持安全。在中樞神經系統（基本上就是大腦和脊髓），乙醯膽鹼則參與了激發、回饋、警戒、專注、學習、記憶和睡眠。真的是相當重要的化學物質。據信，如果提升乙醯膽鹼在大腦中可用的濃度（亦即防止其分解），上述的許多方面受到病症影響的程度就不會如此嚴重。

研究顯示，藥物（例如愛憶欣膜衣錠）可以減緩病情的發展，但這並不是解藥，也無法挽回已經失去的事物，不過可以幫助我們將還存在的事物（神經）再保留得久一點。只要醫生認為藥物還能帶來益處，通常就會讓患者持續服藥。

一般來說，藥物最多可以延緩患者退化速度十八個月，但只要病情持續好轉，就應該繼續服藥。許多患者會到生命的尾聲，才考慮停止用藥。

就像所有的藥物一樣，失智症的藥物也有副作用。在醫學院時，有人建議我，假如被問到卻想不起藥物的副作用時，就回答「噁心、嘔吐、起疹子和死亡」，這或許適用於所有我開過，或自己服用過的藥物。雖然閱讀藥物的說明書很重要（我是說，我都會這麼做），但假如你會擔心所有可能的副作用，那麼你可能什麼藥也不會吃了。

愛憶欣膜衣錠會造成部分患者腹瀉、噁心和頭痛。可能會提升感冒的風險、降低食慾、引發幻覺，使患者易怒、具攻擊性、崩潰、頭暈、失眠、嘔吐、腹部不適、起疹子、發癢、肌肉抽搐、尿失禁、疲憊和疼痛。我就說會有疹子吧……。

在我遇到的大部分病例中，患者除了腹部輕微不適之外，其實不會出現什麼副作用；但我們還是得讓大家知道少見的恐怖症狀，以及常見的輕微狀況，例如噁心、嘔吐、疹子等等。當你拿到第一份處方藥時，請仔細閱讀字很小的說明書，假如有任何問題，就和醫生或附近友善的藥師討論一下。

・憶思能膠囊

也是一種乙醯膽鹼酯酶，有藥錠和貼片兩種形式。對於不喜歡吞藥丸，或是吞嚥困難的人來說，這相當方便。同樣的，這種藥物被證實能減緩惡化的速度，而只要患者反應良好，醫生就會持續給藥。

在副作用方面，可能會出現（而且被歸類為常見或相當常見）食慾降低、暴躁易怒、混亂困惑、焦慮、頭痛、嗜睡、顫抖、噁心、嘔吐、腹瀉、腹痛、消化不良、冒汗、疲憊和體重減輕。

用藥並非一條不歸路，假如你無法適應，也可以停下來。然而，我會建議你和醫生討論，因為有些藥物如果突然停止，也會造成身體不適。失智症的症狀通常會在停藥時突然輕微惡化，因此最好和醫生商量一下。

·利憶靈膜衣錠

是另一種用來治療失智症的藥物，通常用於輕微至中度的患者，經證實可以在一段時間內降低惡化的速度。就像前面的兩種藥物，利憶靈膜衣錠也有許多可能的副作用。

我所列出的副作用並不詳盡，所以請務必仔細閱讀藥物的說明書。副作用包含：食慾降低、幻覺、憂鬱、崩潰、暈眩、顫抖、嗜睡、昏睡、動作緩慢、高血壓、腹部不適、腹瀉和消化不良。

·拾憶膜衣錠

機制和其他藥物稍微不同，是一種「電位調控型、中度親和力、非競爭性ＮＭＤＡ受器拮抗劑」，聽起來非常拗口。這同樣是獲准應用於阿茲海默症治療的藥物，也有許多副作用，例如藥物超敏反應（如起疹子）、嗜睡、暈眩、平衡不佳、高血壓、消化不良、便祕、肝功能檢驗結果改變，以及頭痛。假如你有所疑慮，請洽詢你的醫師或藥師。

上面提到的藥物都可用來治療失智症的主要症狀，也就是記憶問題。它們有一定的效果，可以幫助維持記憶較久的時間，一般來說可以減緩疾病發展的速度，特別是阿茲海默症的患者。

只要還能帶來效益，我們就會讓患者持續服用，而在大多數的例子裡，證據顯示最大效益約維持十八個月。這不代表藥物效果不會更持久，只是我們沒有充足的科學證據來支持。

即便如此，若有越來越多患者服藥超過這段時間，我們應該就能得到充分的經驗來判斷藥物是否有長期效益。

合併精神行為症狀的診斷與治療

下一類型的藥物，則是被用來輔助治療「失智症合併精神行為症狀」（Behavioral and Psychological Symptoms of Dementia，簡稱BPSD）。這個統稱性的名詞包含了暴躁、混亂、憤怒、易怒、憂鬱、徘徊，以及「棘手」的行為。藥物或許不是能完全解決這些問題的治療方式。

我並不常生氣，一生中大概只有三次真的動怒，而且都和選舉結果有關。但我扯遠了。我要說的是，我們生氣都是有原因的。如果我不想坐在某人旁邊，或是想要離開椅子，或是到外頭喝杯茶、抓抓癢，都是有原因的。

所有的行為都來自想法或感受，是對於內在感受或自我覺察的回應。假如我們無法好好溝通，或不確定自己的感受，就會變得很難受。

由於溝通困難，因此判斷行為改變的意義也同樣困難。必須抗拒直接用藥物治療的衝動，進而多加觀察注意，或許有其他導致問題的原因，例如生理方面的疾病。感染或許會造成一定程度的頭腦混亂，身體不舒服可能會使我們生氣或暴躁。我們的生理和心理健康有著明確的連結，甚至可以說是相等的。

有時候答案很簡單，甚至只是不想坐在特定的位置，或是特定的人身邊。許多照護中心都有公共空間，然而機構中的住民都被丟在一起，他們唯一的共同點就只有認知障礙，生活上的分歧卻很多，而且並不是每個人都很好相處。或許這些人出現行為改變，也不是這麼難理解的事了。

我們會使用一些藥物來治療BPSD（我會繼續使用這個縮寫）。要單純緩解痛楚，我們可以使用乙醯胺酚（paracetamol，例如普拿疼、斯斯等止痛藥成分），便宜、大致上安全，且對於大多數輕微疼痛都有效。有充分的證據顯示，使用乙醯胺酚能減緩失智症患者的暴躁和行為問題。支持使用乙醯胺酚的證據則是好壞參半。

感染可能造成行為的顯著改變，而我時常看到的感染類型是胸腔感染和泌尿道感染。這類感染通常可以用抗生素治療，但即便如此，也很難判斷感染就是導致行為改變的真正原因。

我們用來治療BPSD的藥物類型稱為抗精神病藥物。我想使用藥物來治療這些症狀，會讓某些醫生們有罪惡感，特別是因為我們沒有什麼其他的東西能用。以前的醫生或許會用鎮定劑。老實說，還有什麼選項？該如何幫助看起來很痛苦憂鬱，卻又不知道問題出在哪裡的人？

現在我們知道藥物一般能帶來的幫助很小，但少數案例中，低劑量的苯二氮平類（benzodiazepines，安眠鎮靜藥），例如樂耐平（lorazepam），可以用來短暫減輕患者急切的絕望感和其他症狀。

精神疾病指的是心理狀態的改變，造成混亂、妄想（相信不真實的事物）和幻覺（感受到不存在的事物）。即便我們在狀況最好的時候，對現實的掌握也很脆弱，而且很輕易就會被破壞。所有的經驗基本上都是在大腦中建構，根據我們的感官所得到的資訊而成，這些資訊可能只包含了極小部分的真實，而我們的大腦必須決定要接收哪些、注意哪些，又可以將哪些部分放到一邊。

我在治療失智症的BPSD常用的藥物是理思必妥（risperidone），但路易氏體失智症患者應該避免，因為該藥物會使病情惡化。理思必妥的效果為短期減輕BPSD，但有些人的服藥期會久一點。這項藥物有不少副作用，包含肺炎、流行性感冒、體重增加或減輕、憂鬱、鎮靜、嗜睡感提高、帕金森氏症（因此路易氏體失智症患者應該避免）、坐立難安及躁動、顫抖和動作失調等，而這些都只是被歸類為「常見」的副作用。

正因為這些副作用，以及有限的助益和潛在的傷害，我們會盡可能避免使用抗精神病藥物。你應該可以看出，為什麼我們會希望患者用藥的期間越短越好。其實對所有的藥物都是如此，我們只有在臨床真正有需要時才會開藥，並且只使用能緩解症狀，或對疾病帶來影響的最小劑量。

其他用來治療BPSD的抗精神病藥物包含安立復（aripiprazole）、奧氮平（olanzapine）、喹硫平（quetiapine），以及氯氮平（clozapine）。這些藥物或許對於受苦於失智症行為問題，及心理症狀的病患有些影響，但我並不常使用。醫生開立處方的決定，一部分是基於對藥物的熟悉，其他則是安全性和效益的顧慮。

我會避免氯氮平，因為氯氮平需要透過定期的血液檢測，來監控可能對血液造成影響的副作用，而且對於失智症患者可能不會有太大的益處。進行血液檢測可不好玩，而假如不知道背後的理由，就會覺得有點沒必要。氯氮平比較常用於嚴重的精神疾病患者，而非失智症患者。

喹硫平在醫療系統中曾經流行過一段時期，這種藥物有鎮定的效果，特別是在夜晚時很有用，可以幫助治療患者的焦慮和精神病，但對於BPSD沒什麼效用，而且可能造成的副作用包含貧血（血紅蛋白低下）、白血球數下降（白血球在血液系統中負責對抗感染）、甲狀腺功能失調（甲狀腺位於頸部，幫助控制新陳代謝）、膽固醇改變、血糖問題、惡夢、自殺意圖及行為等，以及其他可能的副作用。但不是每個人都會出現藥物的副作用，通常也不會全部同時出現。假如所有藥物的副作用都會出現，那或許繼續生病還好受一點。

雖然有許多潛在的副作用，但喹硫平還是有一定的功能，醫師通常會使用極低的劑量，作為憂鬱症的附加用藥，因為夜間服用時可以幫助患者入睡。而且使用低劑量時容易忍受，停藥時也很容易。

出現憂鬱症狀，可能是早期失智

憂鬱和焦慮在失智症與神經退化性疾病中並不罕見。有時候早期的失智症和憂鬱症容易搞混。我們或許會只根據年齡和症狀，就診斷病患為失智症，但實際上他只是憂鬱而已。而有些人會因為認知功能相對完整，就被診斷為憂鬱症，但其實是早期的失智症。

憂鬱症很常見，無論是否伴隨失智症皆然，而患病的原因也很多。以這本書提到的任何疾病來說，不只是身體不舒服讓我們憂鬱而已。我們是由自身的思想所構築而成，而我們的思想來自大腦中充斥的突觸和神經元。我們是數百萬種化學反應的累積，每個想法和感覺都源自化學和電學。假如這些神經、化學和訊號功能不良，我們也會跟著出問題。

憂鬱症是另一種疾病，由腦部的化學失衡所造成，因此我們會覺得憂鬱也不意外了。憂鬱症不只是因為身體不好而覺得難過而已。

憂鬱症和失智症很像，不能只依賴藥物治療。心理治療扮演了重要的角色，但藥物治療也很有用，抗憂鬱的藥物分成很多類別，我在各患者族群中，最常使用的類別是選擇性血清素回收抑制劑（SSRI）。此類型最主要的藥物是百憂解（fluoxetine），而在過去幾十年中，百憂解一直是憂鬱症狀治療的基石。百憂解的機制是提升大腦中可利用的血清素，而研究認為缺乏血清素會導致憂鬱症。

如同目前提過的其他藥物類型，選擇性血清素回收抑制劑藥物也有許多潛在的副作用。我最常遇到的副作用是噁心、腸道功能紊亂，以及最初幾個星期焦慮症狀加重，但一般來說一切都會穩定下來。

選擇性血清回收抑制劑的劑量，會因為藥物的不同而有所差異，所以不要執著於五毫克的「立普能」（Lexapro）劑量是否低於五十毫克的「樂復得」（Zoloft）。這就像是拿蘋果和橘子比較一樣。有很多患者認為因為數字比較小，代表他們抗憂鬱藥物的劑量就比較低，但事實並非如此。

還有其他藥物或許能用於治療失智症的行為和心理症狀，特別是在憂鬱症的部分。除了單純的抗憂鬱藥物和選擇性血清素回收抑制劑之外，還有一種常見的藥物是莫憂平（mirtazapine）。

莫憂平的機制，是提升神經突觸和神經細胞間隙的去甲腎上腺素和血清素。此種藥物不是避免神經傳導物質的消耗，而是提升其濃度，據信可以治療憂鬱症。

當然，莫憂平也有潛在的副作用，但最常見的是食慾增加和嗜睡。因此，這對於睡眠狀況不佳、食慾低落和憂鬱的人來說，可能很有幫助。

莫憂平在失智症的治療也不少見。我還記得自己第一次開立莫憂平的時候（我知道自己應該記得更有趣的事，例如孩子的生日，或是我妻子告訴我的任何事情，但我卻記得這件事）。我當時還是病房裡的新進醫生，有位病人因為某種感染而收治住院。我們開始給她莫憂平，而她在醫院住了好幾個星期，我們因此有機會看到藥物的影響。我們注意到她的食慾和睡眠明顯的改善，雖然她一開始並未感受到顯著的差異。

假如認為除了憂鬱症狀外，睡眠和食慾不佳也會造成問題，我通常會使用莫憂平搭配選擇性血清回收抑制劑的抗憂鬱藥物，來幫助患者改善。對許多人來說，這種搭配對於心情、睡眠和食慾都很有幫助。

我們已經討論了治療阿茲海默症的主要藥物、失智症行為和心理學症狀的可能用藥，以及對憂鬱症或許有效的治療。雖然藥物在失智症治療無疑有其功能，但並非是一勞永逸的解方。

假如可以透過生活方式，或行為的改變來治療病症，那我就不會依賴藥物。在第六章，我們將探討如何不靠藥物幫助患者。

第六章

提升生活品質的非藥物性治療

行為或心理的症狀，幾乎都會在病程的某個時間點開始造成影響，而且可能對照護者和患者本身帶來許多痛苦。患者可能變得坐立難安、躁動易怒，出現重複的行為、遊走、失去對事物的興趣，或甚至花許多時間在尖叫。我還記得某次進入嚴重失智症患者的病房時，對方出現了上述許多種行為，這對於所有的相關人員來說都很難受，而身為菜鳥醫生，我渴望幫忙，卻沒有任何方法能帶來真正的幫助。

普遍來說，**失智症是漸進性的疾病，因此行為和心理上的症狀會隨著時間惡化**，在健康照護和社會需求上都需要越來越多支持，照護的成本和壓力也會跟著增加。**照顧惡化的失智症患者極度困難，沒有什麼喘息的機會，也常常會造成照護者的健康問題。**

失智症的行為及心理症狀，通常都和認知的急速退化有關，例如在罹患血管性失智症後，可能會產生心血管疾病。症狀會隨著病程發展而惡化，意味著患者日常生活中會需要更多幫助，照護需求提升，最終可能需要入住相關機構。一般來說，患者和他們親友的生活品質都一定會受到影響，這並不是個愉快的過程。

非藥物治療法，能延緩退化

除了藥物之外，還有其他方式可以減輕疾病對患者和照護者的負擔。理想上來說，非藥物性治療應該是第一線的治療方式。藥物扮演了一定的角色，但效果短暫，且非立即見效，可能還會伴隨副作用。非藥物的選項，副作用較少，安全性通常也較高。

治療的選項包括音樂治療、香氛治療、運動、量身打造的活動、現實導向療法、藝術治療、行為治療等等，都能帶來一定程度的幫助，減輕失智症狀對於患者和照護者的影響。

有一些其他的方法能幫助我們在治療失智症時，將藥物的使用降至最低。雖然大多數常見失智症類型的患者（例如阿茲海默症），都會使用藥物治療，但還有一些選項能讓我們減輕疾病帶來的負擔，特別是行為和心理方面的症狀。

很長一段時間以來，我以為照護中心等機構所提供的非藥物治療，就只是邀請退休的駐唱歌手來表演一些老歌而已。假如輪到我住進這類機構，而他們又整天唱老掉牙的歌曲，一定會讓我很不滿；還有為什麼照護中心所播放的電視節目，都是關於房地產的重新裝潢或買賣？幾乎所有照護機構播放的節目都是關於房屋裝潢。假如你想學習如何透過房地產賺錢，就花點時間坐在安養院裡吧。

我是開玩笑的。現代失智症照護不斷進步，不再只是把人送進同樣的地方，並且無視患者的興趣和發病前的人際關係。如今越來越以患者為中心，而非藥物性的治療，也比裝潢節目和懷舊歌曲演唱更精緻了不少。

在非藥物治療的選擇上，有三個主要的關切面向：**失智症的行為症狀、心理低落現象，以及如何鼓勵溝通。**

身為醫生，我們的第一步是尋找造成症狀改變的可能原因，例如疼痛、易怒、便祕、感染或藥物副作用。我們前面提過，單純的感染也可能造成患者的錯亂。造成錯亂的原因很多，而大部分都可以輕易的發現。

我們應該考量患者出現行為變化的環境，患者是否只是因為環境變化而做出反應，例如溫度、光線、背景雜音等等。輕微的環境變化或許就足以使患者的痛苦加劇。

行為改變也可能和特定的事件有關，曾經有些患者會在親友來訪過後變得躁動，這讓親友和照護者都覺得有些錯愕。有些患者則對於個人的照護出現負面反應；想像一下在你還搞不清楚狀況的時候，就有人走進你的房間突然開始替你擦澡，你會有什麼反應？如果是我的話，肯定會非常驚訝吧。

在行為和心理症狀方面，假如**患者持續主動參與、投入他們發病前感興趣的活動中，症狀通常就會減輕**。行為上的改變也可能源自疾病本身的進程，亦即腦部的變化，特別是當額葉受到影響時，可能會改變我們抑制自身行為的能力。**行為的變化也可能受到照護品質、周遭環境，以及患者如何打發時間所影響**，並不全然是生理健康的問題。

仔細想想，其實也不太意外吧？我們的行為會受到各種內在原因的影響，想法和感覺都會觸發行為。因此飢餓、口渴、過熱或寒冷、疼痛等感受，都會影響我們的表現。悲傷、快樂和憤怒等情緒狀態，也都會直接影響我們的行動。

當我們能直接和其他人溝通自己的內在狀態（通常是透過言語）時，一切都沒事；但假如溝通能力受損，就只能憑藉周圍的人來猜測了。這並不容易，多花些時間與我們摯愛的人在一起或許會有幫助。

對於某些患者來說，社交互動就足以減緩行為和心理症狀造成的影響。即便只是喝茶聊天，也是一種簡單的溝通，能讓所有人都感受到連結和重視。時日一久，照護者就能夠從巧妙（或不怎麼巧妙）的非口語線索中，判斷患者是否有所不悅或不滿，或是更輕易辨識出他們的需求。

非藥物的治療有很多種方法，其實有時候我們已經無意識的在使用了。有些療程可能需要照護者，或患者本身更積極的參與和投入。必須先說明，以下提到的治療和策略，各方的支持證據多寡，見解不一。

有些人會嘗試記憶訓練的活動，其他人則選擇參與心智或社交的刺激（也就是生活，不是嗎？）和身體的運動。很難證明這些對於病況能帶來多少改變，但既然持續接受刺激、花時間和喜愛的人相處、做自己喜歡的事、呼吸新鮮空氣和運動，能讓每個人都感到快樂，因此無論科學證據如何，我們或許都該試試。

醫學喜歡講求證據，但在許多非藥物的失智症照護方式中，很難得到客觀、「黃金標準」的證據。一般來說，能提供最高品質證據的研究是所謂的「隨機對照試驗」。

基本上，這類的實驗會對照介入或治療，以及另一種治療或完全沒有介入之間的差異。而實驗通常是「盲測」，意思是受試者和實驗者都不知道介入的種類為何，如此才能避免數據受到偏見的影響。

但是當你在進行大腦訓練、聽音樂或做運動時，實在很難不察覺到，因此很難產生品質夠好的證據，佐證某項治療介入對於失智症有所助益。同時，研究通常會顯示治療介入如何影響受研究的族群，卻很難預測其治療對個人病情的影響。

假如研究顯示舞蹈能幫助減緩失智症患者的躁動，那麼或許代表許多患者都能因為花點時間跳探戈而受益，但對於不愛跳舞的我大概會被逼瘋。這會因為我被診斷出失智症而改變嗎？大概沒人知道答案，但我可沒辦法想像。帶我到喜歡的地點散個步，可能還比較有幫助，但我知道不是每個人都喜歡這樣。以下是經過證實，會有實質幫助的治療方式，大多數的目標都是改善失智症的行為和心理症狀，沒有按照特定的順序排列。

針對認知功能的非藥物治療

無論是針對記憶衰退的核心症狀，或是廣泛的行為和心理症狀，失智症治療的目標，都是改善或維持患者和其親人的生活品質，盡可能維持患者日常生活的能力，以及處理任何察覺到的新變化。其中包含治療憂鬱、焦慮、睡眠障礙、躁動、攻擊性等等。

醫生們也嘗試過許多比較結構化的方式，主要可分為以下幾種。

・認知刺激療法（Cognitive Stimulation Therapy）

就是字面上的意思：治療的目的是刺激患者的認知功能。其中可能包含文字遊戲和拼圖，一般來說能在某種程度上幫助改善認知、提升生活品質，並改善總體的健康狀態。

這種療法同時也證實能改善規畫和回想的能力，降低問題行為的頻率和嚴重性。此療法通常用於輕度至中度的失智症患者，因為重度患者若要參與療程或許相當困難。

許多心理治療或許對於失智症也有幫助，但如前面所提過，普遍難以進行實驗，因此相關佐證並不如我們所希望的那樣充分，但現代醫學仰賴數據的蒐集，來證實特定的藥物、治療或手術確實有助益。假如沒有充分的數據，那麼一直到支持或反對的證據出現以前，我們都很難將特定的治療推薦給患者。

‧懷舊療法（Reminiscence Therapy）

包含使用照片、熟悉的物品、音樂或回憶的輔助下，花一些時間來回想過去。在許多類型的失智症中，最近發生的事都很難記住；短期記憶通常較容易受到嚴重損害，而長期的回憶則比較容易想起。

研究證實，懷舊療法能改善患者的情緒，但對於認知功能的影響則尚未有定論。或許會有短期的改善，能將憂鬱症的部分症狀減至輕微的程度。這類治療的目標，是利用過去的經驗幫助患者面對現在。

我不知道其他人怎麼想，但有些經驗我寧可不要重複，例如受到傷害或傷害他人、悲傷、憤怒和絕望的時刻。我相信每個人都有這類的經驗，有時即便快樂的時刻也可能帶點憂傷。

回憶起逝去的愛人可能讓我們感到甜蜜而苦澀。「懷舊」也可能指的是「對於過去的痛苦」，而某種程度來說，我寧願活在當下。

然而，對於另一些人來說，當下可能更是充滿痛苦、坑坑疤疤，或是困惑混亂，那麼懷舊治療或許是有用的。目標是利用正向、對個人來說很重要的回憶來幫助患者。

過去可能充滿痛苦和傷害，但也可能充滿喜悅和快樂，我們只要謹慎選擇想回想起的過去就好。

如果我必須進行懷舊治療，我會希望想起和妻子相遇的時候。她是我見過最美麗的女人，雖然我並不需要到她工作的病房，但我還是會找各種理由去看她。

最後，在找理由偷看她的幾個星期後，約她出去。我不確定人事主管會不會喜歡我在工作時找人約會，特別是因為我是少數負責週末病房的年輕醫生。

或許我會想到孩子的出生，我全心全意愛著的兩個孩子。或許會是我和朋友、家人們共度的快樂時光、和過世祖母共度的許多暑假，或是在西班牙伊比薩島的假期，我把韓索羅（Han Solo）的玩具弄丟在海灘上。看吧，不是所有的回憶都是快樂的。

懷舊治療不僅僅是被動的回想而已，也可能包含藝術、音樂或手工藝來提供心理的刺激。和許多類型的治療一樣，雖然很難證明它們的效益，但懷舊治療被認為能帶給患者愉悅，造成一定程度的認知刺激，並提升其整體的健康。

．確認療法（Validation Therapy）

包含認可患者的行為，而非加以質疑。這項治療認為患者的錯亂或躁動是出自壓力、無聊、寂寞和逃離現實的渴望。目標在於確認、認同患者的感受，和展現出的行為，但比較像是「順其自然」，而不是強化失智症患者所體驗到的現實。

普遍認為這種療法能幫助減輕壓力，提升滿足感，降低行為問題至較輕微的程度。這項療法對於事實比較不感興趣，而是重在感受。確認療法並不依賴時間和空間的準確度和真相，而是強調同理患者在混亂溝通中可能傳達的意義。

在這個方法中，改善情緒比事實更重要，但很難用科學的方法加以證實。治療似乎真的能降低負面情緒、改善行為和增加滿足感，卻無法得知長期的效益如何。無效的治療也可能會錯失患者真正的需求，例如患者出現行為的變化是來自真實的生理需要？疼痛、口渴、飢餓，還是因為心理刺激所造成？

・現實導向療法（Reality Orientation）

目標是讓患者盡可能理解到許多我們視為理所當然的事物是真的，幫助人們記起關於自己和環境的事實，可以用個人或是團體的形式進行。

過程包含持續的重新導向，例如使用指示牌、告示和其他協助記憶的工具，或是間歇的更正和導向。這種治療或許能幫助患者建立出方向感，不過卻也可能提醒他們自己是生病的、失去了一定程度的獨立，或是住在安養中心裡。

有些研究顯示，這種治療一開始有可能會使患者心情低落。照護者也會因為必須持續試圖導正被照顧者，而感到挫敗。我看過無數的例子是立意良善的照護者逐漸失去耐心，通常大聲而緩慢的告訴失智症患者：「你在醫院裡……在醫院裡。」至於長期的效益，則很難說。畢竟失智症的惡化無法避免，我不確定治療能讓患者維持現實感多久。

現實導向療法的目標，是透過重複導正患者的時間和空間感，以減輕錯亂和行為上的症狀。這可以透過由照護人員或家庭成員，來提醒患者時間和地點；也可以透過正式的團體治療遊戲、日曆和討論等方式。對於認知和行為會有些影響，但程度很輕微。

．職能治療（Occupational Therapy）

職能治療的目標是提高獨立性，以及針對患者的能力改變做出調適。這種治療已經證實可以降低攻擊性、躁動和憂鬱，並且改善生活的品質。

隨著人生的進程，我們都會改變，而我們的自主能力也會跟著改變。

隨著我們老化，無論是否有疾病，我們都會發現以前習以為常的事情，可能變得越來越困難。

職能治療提供我們協助和策略，幫助我們完成日常的活動，例如盥洗或更衣，並且將我們的住所改裝的更安全、更符合我們的需求。例如居家改造（比較矮的階梯、扶手、乾溼分離的浴室、架高的馬桶座）、記憶輔助，以及照護警鈴等，藉以將我們身邊的環境打造成讓我們更能安心生活的世界。

隨著情況進展，也可以在家中裝設攝影機，確保我們摯愛者的安全。這聽起來或許有些侵犯隱私，事實上或許也是，但這些改變和改善的科技能夠幫助個人獨立。

我家前門裝了一臺攝影機，有包裹送來，或是我在花園裡聽不到電鈴聲時真的很方便。攝影機常照到貓咪在半夜時經過門口，在那之前，我從來不知道我家車道是貓科動物半夜的活動熱點。甚至連蜜蜂飛過去時，攝影機都會發出提醒。或許這對某些人來說不怎麼實用，但如果你摯愛的人有時會出去遊走，那麼這些科技就很有幫助了。比較新型的攝影機甚至有雙向的聲音系統，讓你可以跟攝影機前的人對話。這對失智症患者來說是好是壞，則尚待時間證實了。

・個人專屬活動課程治療（Tailored activity programmes）

個人專屬活動課程治療會配合個人的需求和興趣來設計活動，或許應該稱為「做你喜歡的事」，但「個人專屬活動課程」聽起來的確比較正式，實際上或許也是。

活動的選擇會根據患者的能力、興趣，或是過去所扮演的角色，有時也配合情況簡化或改變。一般來說，這類活動證實可以減輕失智症的行為和心理症狀。這大概不太令人意外。我想，每個人做自己喜歡的事時都會比較快樂。如果我帶著狗到喜歡的地方散步，或是稍微冥想過後，都會變得比較友善；如果開了一整天的會，則會變得脾氣暴躁。雖然罹患了失智症，但不代表享受生活的能力就因此降低。

・音樂治療（Music Therapy）

研究證實，音樂治療能減輕躁動。人們喜歡音樂，無論是現場、預錄的都一樣。研究也證實，團體音樂治療能降低焦慮和躁動，特別是對於中度至重度的失智症患者來說。

還有其他類似於音樂的治療，舉例來說，藝術治療的目標是提供潛在的多重感官刺激，如果以團體形式進行，也能幫助患者提高社會互動。這會給患者表現自我的機會，而隨著病程進展，這樣的機會將越來越少。雖然不知道這是否有效，但假如能帶給患者喜悅，我會建議繼續做下去。

音樂治療包含參與音樂活動，無論是個人或團體皆可，可能是創作音樂，或是單純聆聽。研究證實，這能提升患者的健康、社會互動、自傳式記憶（記得歌曲與過去人生經驗的關聯），並且降低行為問題和躁動（但音樂的選擇必須符合個人的品味）。

・心理治療

例如**認知行為治療**（Cognitive Behavioral Therapy）和**人際取向治療**（Interpersonal Psychotherapy），或許能幫助早期的失智症患者。認知行為治療能幫助我們看見自身想法、感受和行為的關連，而人際取向治療則探討自己和他人的互動，如何影響了我們的心理狀態。

某種程度來說，我們必須具備深度思考的能力，才能從這類的治療中得益。但隨著失智症的發展，這會越來越困難。

・活動治療（Activity Therapy）

例如運動、戲劇或舞蹈也能帶來健康上的助益，能夠提升體能、減少跌倒、改善心情、自信、心理健康和睡眠。這其實很有道理，我幾乎都會建議所有的患者都該去運動。

研究證實，運動幾乎能改善所有你能想到的任何身體狀況（合理範圍內），此外，白天時運動也已經被證實能降低失智者白天的躁動，和夜間的不安穩。

・行為治療（Behavior Therapy）

行為治療依賴的是辨識出何種刺激會觸發何種行為，並且採取策略來降低或排除該行為。經過一段評估期後，治療師會辨識出可能觸發負面行為的刺激，告知患者，並且加以記錄。

根據這些發現，治療師會加以介入，用不同的方式來預防或減輕這些行為的影響。目標是了解患者的偏好、行為發生時的情境，以及如何強化更正面的行為。此方法被證實能降低患者遊走和失禁的情況，以及某些患者的特定行為。

我曾經看過這類治療對於安養院住民的影響，但是在非正式研究的情境下。照護人員（特別是經驗豐富者）通常很擅長判斷，對於潛在負面行為的刺激。我曾經看過很多資深照護者，辨識並預防某些患者的行為造成問題的例子。

在我曾經拜訪的一間安養院中，有位女士總是反覆摺疊毛巾。這是她過去工作的一部分，我想她可能曾經擔任旅館房務人員。因此，照護人員提供她推車和毛巾，而她就會把車推走。因為他們曾注意到她在午餐時會反覆摺疊餐巾，而假如有什麼東西沒摺好，她就會想去摺，無論那東西是否需要摺。

她的失智狀況至少是中度，而她的口語溝通能力已經退化，但她仍有行動能力，可以用其他方式表達她的需求。照護人員注意到她的躁動，因此介入並提供她不受打擾的簡單任務，且不會對其他人造成負面的影響。這只需要照護者注意一點，並且提供乾淨的毛巾衣物就好，也不需要藥物就能幫助她感到平靜。而就我所知，摺疊毛巾並沒有任何顯著的副作用。

另一個例子同樣也發生在安養院中。住民通常會和以前不太可能發生關聯的人住在一起，可能會被迫參與他們以前不想參加的活動。我時常注意到，有些人在空間或環境改變後，就不再如此躁動。簡單的移動就能改變行為，不需要藥物或是專業知識，只需要照護者注意到而已。

類似的方法可以輕易應用在居家的情境中，特別是照護者為患者親友的時候。當我們所愛的人罹患失智症時，他們會變成另一個版本的自己。這對許多人來說很難接受，但沒有任何人是永恆不變的。我們都只是過客，而即便是我們所認為的自己，都會隨著時間改變。

我們和出生時已經是不同的人，生命會對我們的生理和心理加以雕刻，而疾病也是。任何疾病或意外都可能改變我們，失智症也不例外。和失智症患者共同居住一陣子後，我們會開始發現到新的他們。改變或許很微妙，但隨著時間過去，我們會了解到什麼樣的刺激可能導致新的行為。

混合各種策略，才能減輕症狀

以下介紹的治療法，或許也能在行為和心理症狀上幫助失智症患者。

芳香療法能改善一些棘手的行為，研究指出，**薰衣草和香蜂草的氣味能一定程度的幫助降低躁動**，再加上兩者吸入都幾乎沒有副作用，因此能在某些病例中，成為輔助或藥物治療的替代性療法。

・**光照治療**（Bright Light Therapy）

基本上類似於季節性憂鬱症所使用的光照療法，可以幫助降低某些失智症患者出現的日夜交替波動。基本上，某些失智症患者會在一天將盡時，變得更加躁動或活躍，通常稱為「日落症候群」。我不確定為什麼會這樣，但就是如此，而且並不特別罕見。

・**多感官治療**（Multi-Sensory Therapy）

使用的房間經過設計，能提供感官的刺激。你或許曾經看過或聽過這類的房間，可能出現在特殊教育學校，甚至是室內遊戲區。這些房間裡有燈光和光纖電纜，以及各種的材質、聲音，甚至是氣味。

英國國家健康暨社會照顧卓越研究院（NICE），對於失智症患者的診斷和照護都有相關指導方針，建議對於輕度至中度的患者，使用認知刺激療法、團體懷舊療法以及職能治療。他們建議不要使用針灸、銀杏、維他命E、認知訓練、人際取向療法或非侵入性的大腦刺激。

在輔助療法或替代性療法方面，香氛療法（使用香精油）證實能有限度的幫助減輕躁動和行為症狀。

因此，總結來說，有哪些方法能幫助失智症患者面對症狀，特別是行為和心理方面的症狀？根據我的經驗，通常都會混合各種不同的策略來減輕失智症整體的影響。我常看到照護人員在試圖減輕症狀時使用各種方式，可能是現實導正、幫助懷舊、注意造成行為變化的事物，或是調整環境來配合患者的內在現實。

失智症的治療真的不只是藥錠或膠囊而已，也沒有手術能治癒這種疾病，只能改善患者周圍的環境。在接下來幾個章節裡，我們將學習一些實際的技巧，能幫助這條失智症之路走得更平順一些。

第七章

法律上要超前部署，預立安寧醫囑

當我們健康時，應該都能自由的處理事情並做出決定。我們能理所當然的做許多事，表達自己的看法和提出意見。然而，失智症會隨著時間奪去這些能力。我們的獨立感，以及表達自主的能力都將緩慢消逝，就像潮水一樣慢慢退去。

在我們年輕時，如果夠幸運，就會有人照料我們。父母親疼愛我們，師長引導我們，還有許多人成為我們的榜樣。隨著年紀漸長，我們自己成為這樣的角色，變成師長、父母、照護者等。但在人生的末尾，還有誰為了我們而存在？

法律授權書的概念，在於合法的指派一人或數人，幫助管理我們的事物，或是以我們的名義執行我們再也無力自主的行動。授權書安排的過程在英國各地不同，假如在海外應該更不一樣，恐怕我幫不上什麼忙。（按：在臺灣可替失智症患者聲請監護宣告或輔助宣告，詳見附錄）

永久授權書讓我們得以代替某人做出決定。這是一種非常實用的法律架構，因為這意味著我們能夠在信任者的幫助下完成許多事。

一般來說，受權人能幫助人們進行財務、房地產或健康福祉相關的決定。你是否曾經想讓人代替你去銀行辦理業務？通常是不可行的，理由也很明顯。擁有授權書代表你允許讓某人代表你行動。有一些技術性的問題，需要提前註冊登記，最好也讓需要和你應對的人知道授權書的存在。

人生要超前部署，預立安寧醫囑

以醫生的角度來看，如果知道患者有授權書會很有幫助，特別是在討論急救問題的時候。

在我的成長過程中，曾經有個關於海灘救生員的電視節目，主角會慢動作在沙灘上奔跑準備救人。有時候打排球的人會陷入麻煩，有時則是亂騎水上摩托車的人，不知怎的就失去意識，需要心肺復甦急救。前面提到的救生員之一會在他的胸口用力按壓，對他的嘴巴吹氣，然後對方就奇蹟似且毫髮無傷的醒來，能夠繼續衝回去投入顯然充滿危險的活動。不需要住院，不用事後照顧和心理輔導，也沒有人進加護病房。他們就這麼跳起來，回到日常生活。

無論如何，心肺復甦術（ＣＰＲ）都不是那樣。首先，如果你希望有絲毫成功的機率，多半會需要一臺自動體外心臟去顫器（按：Automated External Defibrillator，一種可以攜帶的醫療設備，診斷特定的心律不整，並且給予去顫電擊，專門為急救瀕臨猝死病患的儀器，簡稱ＡＥＤ），而我不記得那個節目裡有出現這種機器，我也不確定水會對去顫器造成什麼影響。

心肺復甦是很殘酷的，且大多數時候都不見得有效，心肺復甦成功已經是奇蹟，後續更需要送到醫院，以及一段恢復時期。我們無法確定患者在急救後會處於怎樣的狀態。

討論心肺復甦術和安寧照護的問題真的很困難，卻也很重要。沒有人能夠長生不死，每個人都只是過客，而每個人對於自己的離世，都應該有表達意見的權力。假如我們在那個時候沒辦法說出自己的期望，授權書的受權人（健康和福祉方面）就能幫我們表達。

每個人選擇的方式都不同。一般來說，可以在政府的網站上下載相關表格。我認識的許多人都請律師為他們安排，而某些人的受權人本身就是律師。有時候這樣的情形也發生在財務和房地產相關事務，特別是當某人沒有任何親友或是可以信任的人時。

受權人的人選由你決定。根據我的經驗，通常是家庭成員，或是你可以相信的親友。你也可以指派多位受權人，一旦選定受權人，會有很多書面程序要完成，並且要去一趟律師事務所，再處理一些文件和帳單。然而，擁有授權書會讓我們處理事務上容易許多，因為將有人能協助我們。

其中有件事必須注意：授權書並非永久的。你可以改變心意，找一位新的受權人，**而且唯有在你沒有能力做特定決定時，授權書才會生效**。然而，要判定一個人何時不再有能力做決定有些麻煩。在這方面，我們通常需要接受相關的評估，由熟悉過程的專業人士進行。

基本上，評估的執行者會是醫生、社工或專業護理人士等，檢查的內容是受試者對於特定領域的理解和回憶。假如受試者對於某些問題被判定沒有決定的能力，就會找受權者提供答案。

健康福祉方面授權書的內容除了基本盥洗、穿著、飲食，以及醫療照護（也就是我參與的部分）。同時也可能包含何時入住養護機構，或甚至是否移除維生系統或治療。

唯有我們無法自己做決定時，受權人才能介入。別忘了，受權人要做的決定並不容易。這可能是我們為自己做過最困難的決定，更別提請求我們所相信或摯愛的人替我們決定了。

這很艱難，因此我強烈建議在必須為他人做決定之前，都一定要徹底的討論過。

財務和不動產事務的授權書包含許多例行的家庭財務管理，或許涵蓋銀行帳戶、帳單、受益人，甚至買賣房子等決定。同樣的，這些也都不會是輕鬆的決定。賣掉家族的房子，可能是你人生中一磚一瓦辛苦建造的屋子，或是許多代祖先留下來的，都是艱難的抉擇。

只要年滿十八歲者即可擔任受權人，可以是親人、朋友、專業人士（例如律師），或是配偶。你的受權人必須有足以做決定的心智能力。

有些重要的問題需要考慮。首先，你要思考這個人選是否能妥善的以你的立場代表你做決定？你或許有位朋友是好酒友，或是可以一起看球，但他把自己的人生搞得亂七八糟。我個人認為，不如選擇做事井井有條、一絲不苟的親人吧！（但這是我的看法，我或許會選擇自己的妻子，或是我的弟弟）。你或許會想選擇自己很熟悉的人，而不是上個星期才在花藝課認識的同學。你相信他們嗎？相信並不是件容易的事。我通常傾向相信別人，但很不擅長判斷人的本性。

你也必須考慮，讓這個人替你做決定是否令你開心。假如他們過去曾做過令人存疑的決定，你或許就不該請他們擔任你的受權人。

第八章

失智的人可以開車嗎？

在失智症診斷後，有個問題時常讓人關心——開車。人們會認為患者應該要被禁止開車。雖然我們已經知道，許多類型的失智症都是漸進性的，但這不代表診斷後所有的生活都必須戛然而止，或是突然激烈的改變，特別是診斷為初期失智症的情況下。

開車或許是我們日常生活中，風險最高的事情之一，而大部分的人已經將駕駛程序視為了反射動作。我們跳上車時不會想太多，但開車其實是十分複雜的心理和生理活動。我們必須集中注意力，擁有足夠的視覺空間能力、解決問題、做出判斷和決定，並且快速的反應和處理訊息。然而，一旦學會開車，我們幾乎是在無意識的情況下做這些事。

現今，我會開車去記憶門診。上車以後，繫上安全帶，踩下離合器，發動引擎，選擇倒車檔，看看後方，檢查街上的交通，打一檔，再次確認周遭環境，調整好後照鏡，然後向前開。這只是我剛坐上車的前三十秒，需要上述所有提到的能力。但隨著失智症逐漸惡化，這些小事也會變得非常困難。

能不能開車，誰說了算？

假如你被診斷出失智症（而且住在英國），你必須通知監理站。身為家庭醫生，我們判斷是否還適合開車的標準就是由監理站所制定。對於我們是否可以在英國開車，監理站有最終決定權（按：臺灣目前僅針對七十五歲以上駕駛人實施駕駛執照管理，除「體格檢查」合格外，還須通過「認知功能測驗」或檢附「未患中度以上失智症證明」才得以換發三年有效駕照）。

如果失智症狀況較輕微，或是輕度認知障礙（ＭＣＩ），通常不會對開車有太大的影響，因此不需要通知監理站。別忘了，輕度認知障礙通常不會對日常生活造成太多的影響。我在診間常被問到的問題是：「我開車安全嗎？」這個問題光是坐在電腦前面很難回答，而我也得承認，我自己並不是世界上最好的駕駛。

監理站的標準能幫助我們決定面對健康問題時，何時該停止開車。或許可以透過一些因子判定某人是否無法開車，例如方向感混亂。假如他們連走路到診所都會迷路，或許就不該開車。如果無法好好操縱車子這種巨大又移動快速的金屬，會造成很大的損害。

短期記憶衰退、思考和判斷力受損，也會讓我們質疑某人的駕駛能力。而明確的失智症確診，就意味著該停止開車，認知障礙、短期記憶障礙、缺乏思考判斷能力、失去方向感等等，也都代表患者已經沒有駕駛能力。

隨著科技的發展，如今我妻子的車幾乎可以自動駕駛。你只需要按幾個鍵，車子基本上就會跟著前面的車、改變速度、沿著車道行駛，甚至還可以對話。當我還是小孩時，有個節目裡有輛會說話的汽車，對年幼的我來說簡直是世界上最神奇的事，而現在我妻子的車就能做到。

第九章

最好的辦法，就是繼續正常生活

某種程度來說，這整本書都在述說該如何與失智症共存。對一些人來說，失智症的診斷有如晴天霹靂；對其他人（特別是親友）來說，則可能毫不意外。問題是：我們該如何與這樣的症狀共存下去？

我們已經知道，失智症的重點不在於藥物。確實有藥物存在，而且略有效益，但僅是減緩疾病的進程，而不是將失去的事物喚回。

藥物能幫忙減輕症狀所帶來的負擔，但最終的結果還是一樣的。假如失智症的解藥出現，我想一定能得到諾貝爾醫學獎。

該如何與失智症共存？或許我們就只能與失智症共存。知道診斷能幫助我們裝備自己，好好規畫未來。我們或許會對未來的方向有些概念，但也僅是概念而已。未來還尚未書寫。我們可以把診斷想像成劇情大綱，而細節都還未填入，也沒有劇本。

與失智症共存就是活著，因此繼續前進吧。做你享受的事，不要推辭。

花些時間和你愛的人在一起，好好過日子，不要只想著打發時間。

接受所有你能夠得到的幫助，即便不全然是你希望的幫助。妥善安排你周遭的環境，幫助你面對未來的各種可能。讓房子裡充滿記憶輔助的工具，以及安全的防護。裝設手把、臺階、整修浴室、警報器、易於操作的電器、備用鑰匙（讓提供服務的人可以進屋協助）。

假如你喜歡園藝，那就架高花床，鋪平花園小徑，並種植容易照顧的植物。無論你的興趣是什麼，能維持越久越好。喜歡繪畫？誰在乎作品看起來如何，畫就對了。唱歌、跳舞，或是和你在乎、深愛的人一起散步。

替照顧你的人想想喘息的機會，醫生可以將患者留在診所，但對於照顧摯愛的人來說，隨著失智症的發展，真的很難留一些時間給照顧者自己休息。

退休夢想住鄉下？醫生說最好不要

想想未來的行動能力，假如你必須放棄開車，或許就該搬到離醫療服務近一些的地點。我在非常鄉下的地區工作，遇到許多「退休到鄉下」的人。我自己也喜歡新鮮空氣和綠意，但退休到鄉下並不是個好主意，到市郊或許比較好些。

假如你不能開車，綠意盎然的小徑一點用也沒有；假如你的財務管理出了問題，交通費可能會讓你過得更辛苦；要是一天只有兩班公車，還得先走過荒蕪的鄉間小路才能到公車站，距離醫生、牙醫和社交活動都相當遙遠，那更是一點意義也沒有。就像我說的，搬到市郊就好吧。

想想你的社交活動，對於長者來說，寂寞是很常見的問題，而隨著年紀越長，失智症的問題也越常見。然而，我遇到許多人或多或少受到社交孤立所苦。幸運的是，在你家附近通常會有許多為了類似處境者所舉辦的活動。

我的職涯初期曾經在鄉下的貿易小鎮工作，那裡有一間所謂的日照中心。某種程度來說，日照中心的概念就是老年人版的幼稚園，只不過玩具比較少，餅乾和茶飲比較多。

我執業的日照中心很棒，提供交通服務，並且隨時有活動。中心裡有個吧檯，可以買到相當便宜的酒水，甚至還可以洗個熱水澡，需要時也會有照服員的協助，甚至還提供理髮師、美容沙龍、電腦課程、手足科醫生、運動課程、太極和聽力門診。

這樣的地方確實存在，你只需要找到資訊就好。很可能你的住處附近就有類似的服務了。

失智症是關係到整個家庭的疾病，某些面向或許特別殘酷，並且帶給摯愛者龐大的壓力。失智症，特別是阿茲海默症的患者，並不一定意識到自己生病了，特別是在疾病初期。

在診所時常看見患者完全不知道自己為何而來，而且他們並不是忘記，反而是認為自己的記憶力完好無缺。一旦開始詢問幾個問題，病徵就昭然若揭。

第十章

為了家人，也為自己的照護計畫

失智症照護的重點就是做規畫。做好最壞的準備，希望能得到最好的結果。因此，必須事先想好許多事。就像前面所提到的，思考一下法律問題和居住的環境。思考一下假如你的親友無法照顧你，是否該請專業看護，或申請喘息服務。

許多安養中心都接受一個星期的短期居住，讓照護者可以放心的好好休息。這通常可以直接和安養中心安排，而雖然不便宜，但也別低估了充分休息對於照護者和患者本身的價值。

想想看如果需要入院該如何安排，臨時進到醫院會讓人混亂困惑。我在裡面很開心，但那是因為我幾乎以醫院為家許多年。對我來說，醫院是快樂的地方，唯有別無選擇時，你才會住院。我們收治患者並不是為了好玩，畢竟醫院總是繁忙不已，幾乎隨時在臨界點上。

失智症可能會讓人不知所措，而如果在半夜將人丟進忙碌嘈雜的急診室裡，會覺得混亂更是不意外了。最好先準備緊急狀況需要的行李，其中要包含放了醫療紀錄、緊急聯絡人、服用藥物和過敏等資訊的資料夾。

假如你自己記不清楚所有細節，親友或是照護者在入住時又不在身旁，就會相當有幫助。在我的工作地點稱它為「黃色資料夾」，因為外觀是黃色的，其中包含了健康狀況的細節、和患者討論過的照護者需求、親屬和法律相關問題，以及「放棄心肺復甦急救」同意書。如果入院時情況匆促，這能幫助醫院了解你的需求。

思考關於死亡的事。我們終將會逝去，會成為過去的一部分，不再存在於世界上。未來的規畫包含了我們最終的結局，不只是想想喪禮的歌曲、花朵或捐贈遺產給流浪貓之家而已，而是思考在臨終前幾天或幾週，我們想要怎樣的照護方式，希望或不希望什麼狀況，是否希望避免送醫，是否希望住院或留在家中。這些都應該事先想好，最好在自己還能表達意見時說清楚。有些人甚至會透過律師留下事前的指示。

最好將緊急資料夾放在顯眼處。我遇過有些人會隨身攜帶，有些人則放在冰箱裡。身為時常面對緊急醫療狀況的人，冰箱並不是我第一個會尋找的地方，所以請放在安全的位置，並且讓其他人知道。

你或許會考慮配戴醫療警示手環。這是飾品配件的一種，就像項鍊或手環一樣，通常會刻上文字，敘述過敏狀況和重大的健康問題。我建議所有慢性疾病或過敏者都配戴一條。我對盤尼西林（Penicillin）過敏，只要接觸到就會發癢起紅疹，我很確定我妻子已經忘了，所以或許我也該買一條。

需要幫助的，不是只有患者而已

我很享受當一位醫生。雖然每天的尾聲都很疲憊，事情總是做不完，而且遇到的人都是病人。但說真的，人們只要可以完整的活著就是奇蹟了。然而，身為醫生，我的工作幾乎都留在診間裡，或許偶爾在休息時會關心患者的狀況，但他們不會在餐桌邊陪我吃晚餐，不會來度過假日或週末，不會打電話詢問我的位置，或是請我幫忙遛狗。

身為家庭成員照護者的情況就截然不同了。關係會緩慢、穩定而不可逆的改變，從夫妻或父女，變成護理師和患者。

對許多人來說，家庭成員的照護伴隨著大量的焦慮和罪惡感。一方面，我們會覺得因為深愛對方，所以有義務這麼做；因為對方是父母、祖父母、伴侶或手足。另一方面，照護別人真的會令人精疲力竭。

持續的將自己的一部分奉獻給其他人，意味著你無法為自己保留一點時間和空間。身為醫生，我們很了解燃燒殆盡的危險，我也曾經燃燒殆盡過，感覺自己來到臨界點，再也無法付出任何東西，再用上任何一點時間都太過沉重，就像是壓垮駱駝的最後一根稻草。再一個「小請求」，再一句「你可以幫我個忙嗎？」，或是「我忘了拿藥」、「你可以帶我去廁所嗎？」都會讓人承受不了。

照護者的壓力是必須認真面對的問題，而隨著時間累積，照護家庭成員可能會帶來一定程度的恨意。就如同患病不是患者的錯，被需要也不是他們的錯。我們必須先照護好自己，雖然身為照護者所做的舉動似乎很偉大，但我們不是超級英雄。

身為照護者很艱難，會帶來真正生理和心理疾病的風險。有許多人忽視了自己的需求，而讓自己的生理或心理健康出問題。每個杯子都有可能會滿溢，而就像飛機逃生安全指示說的：「先戴上自己的面罩再協助其他人。」這是個不錯的比喻，但面罩不該只是假裝，在自己不好時卻說「我很好」。憂鬱、焦慮和生理健康問題都可能影響照護者。不只是沒收錢的家庭照護者，連專業人士也可能會發生。在疾病面前，我們都很脆弱，且沒有人能對它免疫。

那麼，該怎麼做？尋求幫助，越多越好，不要害怕開口求助。像我這樣的醫生不會傷害你，社工人員也可以在你有需求時幫助你。你只要承認自己需要幫助就好。

問題在於，我們能取得什麼樣的幫助？該如何知道自己需要照護？有時候在住院或發生意外之前，都看不出問題。我們該如何請求協助？

不知道何時才需要照護？地方社福部門能幫你

我們如何知道自己需要照護？這個問題很難回答，特別是當我們不確定自己的記憶哪邊發生障礙時。一般來說，我會建議如果有些事造成生活上的困難，就代表需要這方面的幫助。

在生理上來說，可能是找人幫忙進行園藝、清掃、購物或備餐等事務。又或許是更基本的需求，例如洗浴、更衣或如廁。有許多不同等級的照護，而我們需求的程度通常難以估計。即便如此，在照護方面的問題，我通常建議尋求社福部門的協助（詳見附錄）。

根據我的經驗，照護有分數個層級。但我得補充，這是根據個人經驗，而非任何特定的模型或服務。基本的法則是，需要的照護越多，就越昂貴。

- 無須照護：一切都很好，沒什麼值得一提。
- 園丁和清潔工：通常都是個人聘僱，代表你的狀況大致良好，只需要一點幫助，或是你身在貴族世家。

- 一週數次的照護者：通常是協助洗浴，但也可能是任何你一週需要數次協助的事務。
- 每日一次的照護者：短暫的造訪，通常是獨自負責特定的需求。可能只是幫忙準備午餐或藥物。
- 每日兩次的照護者：或許你需要幫助才能下床，或是需要幫忙準備早餐或晚餐。
- 每日三次的照護者：通常是幫忙備餐、藥物或個人照護。
- 每日四次的照護者：幾乎是社會照護的最高層級，照護者一天造訪四次，協助個人需求，通常包含沐浴盥洗、藥物和三餐。
- 夜間照護者：照護者會在夜間協助。若患者會在夜間遊走，或是顯得特別躁動，家屬就可能間歇性的使用這項服務。
- 二十四小時照護：照護者隨時都在，通常採輪班制，但有時也會搬進家中同住。

一旦來到二十四小時照護的層級，代表需求已經相當高，一般來說費用也不便宜。社福照護通常是私家機構提供，代表你必須自己出錢。

在英國，醫療照護（也就是我所提供的）是免費的，但在世界許多地方都並非如此。社福照護、個人照護和日常生活的幫助，則必須由使用者付費。

許多照護者是透過仲介公司找到。如果你靠著自己研究，通常很難知道要尋找哪些仲介機構，但**地方性的社會服務部門能提供許多建議**。我的一些患者會自行安排，建立固定的私人團隊來照顧自己的需求，而且運作良好。

居家照護的層級提高後，下一步就是安養機構的照護。這可能是短期或暫時的，例如喘息服務，但也可能是長久的。是否要搬進照護機構可說是重大的決定，也可能帶來相當程度的焦慮。

如何挑選安養中心

對許多人來說，這個抉擇很痛苦。我們在一生中建立了許多連結，無論是對人、地點、建築物、事物、生活方式、興趣、嗜好，甚至是自我的感覺，而失智症會改變這些。人會改變，你或許需要搬家，不能帶上所有的東西；隨著你的能力減退，你的興趣也會改變，你的自我認同也因此不同。

每個人都會改變，所有事情都不是永恆的，而我們在一生中所獲得的事物亦然。我不是想打擊你，但這是事實。「你不能帶著一起走」，或許指的就是你非常喜歡的櫃子，但那只是身外之物。

更強烈的羈絆則難以打破，不過我們還是必須做出改變。搬進照護機構中，無論是老人公寓、安養院或是照護中心，都可能讓人瀕臨崩潰。而且通常相當昂貴，所以最好先做好準備。

有時候我們必須誠實面對自己、照護者以及深愛的人，承認是時候尋求照護機構的額外支持了。這最好在我們狀況還好，能自行表達意願時進行。我看過太多患者因為突然的意外住院，最後只好搬進可能不是其首選的居住機構。

有時候只是因為跌倒、絆倒、滑倒、骨折、感染、延期出院，或是「不再像以前一樣健康」，通常在你意識到之前，就已經不再能居住在自己家裡了。

選擇安養中心也是個挑戰，你或許已經有朋友、家人或摯愛者住在其中，而且患者也喜歡那家安養中心。或許也有人推薦你，然而就像生命中的任何抉擇，你都必須做些功課。如果想要比較了解狀況，最好的方式或許就是親自去拜訪幾間，並花些時間和住民們聊聊。

我並不是安養照護的專家，我去過很多機構，但通常都是病人的居家訪視。即便如此，還是有些值得列入考量的項目。

首先，花費會是考量之一，而許多安養之家或機構都不便宜。這也不太意外，畢竟他們必須顧慮照護和舒適度，二十四小時都要有員工值勤，並且定期更新設備、裝潢和地毯等。

可以問問員工方面的問題。人員流動率高嗎？假如員工待不久，我會想知道這到底是怎樣的工作環境。要記得，機構不只是住處而已，也是工作職場和商業經營的場所，因此如果有些可疑的地方，就值得更深入了解。假如員工都服務多年，不只代表工作環境很愉快，同時也代表著持續穩定的優良照護。

四處走走，和工作人員、其他住民和家庭成員聊聊。想知道一個地方多適合居住，最好的方法就是詢問已經居住其中的人。

無論如何，尋求幫助吧！

我希望即便你曾經面臨挑戰，正在面對挑戰，或是即將受到挑戰，這本書都能提供幫助。任何診斷都可能令人懼怕，但就只是如此而已。診斷不會定義你這個人，只會稍稍改變你的未來規畫。

如果能對失智症的成因、治療和尋求協助有所認識，或許就能照亮你的恐懼。恐懼來自未知、對未來的揣測和未說出的話語。但願我能夠照亮這樣的恐懼。

我想，在我認識的人之中，沒有人從未受過失智症的影響。我們都曾有家庭成員或親友受此病症之苦，可能是血管性、混合型，甚至路易氏體失智症。就像我說的，沒有人是免疫的。

失智症的經驗可能南轅北轍。我曾經照護過各種階段的失智症患者，有些人正面迎接人生，繼續做他們享受的事，並且因應疾病做出調整。有些則隨時都笑著開玩笑，樂觀面對。也有些患者已經無法認出自己摯愛的親人、房子或是自己的所在地，讓身邊的人傷心焦急。

假如要做一句總結，我會說：求助吧。當別人提供幫助時，請盡可能全部接受，假如沒有得到適合的幫助，就選擇向外尋求。無論是失智症、癌症、骨折或流感，我們都會需要親友的協助。還有職能治療、外送餐點、手足科醫生、社會服務，你知道的。

失智症的未來會如何？英國阿茲海默症研究機構等組織，資助著世界各地的研究，希望能更了解病症的成因和治療，以及該如何預防病症發生。不久之後，我們將更了解失智症的許多成因，能提早發現，但願也能在病情造成問題之前就加以阻止。

失智症的診斷可能讓人對未來充滿恐懼，但不一定要如此。有許多資源等著你去尋求。但願這本書能幫助你更了解整個情況，並告訴你在有需要時如何得到幫助。

致謝

給我的家人、朋友以及我所愛的人，謝謝你們在寫作的過程中支持我。謝謝我的孩子泰德（Ted）和路易斯（Lewis），他們總是讓我感到踏實，有時甚至傷痕累累。我深愛著充滿活力的他們。

這本書獻給所有被診斷有失智症的人。你們面對的是艱辛的道路，而我希望這本書能帶來一些指引。也獻給所有專業和非專業的照護者，照顧失智者並不容易。我知道當受照護者所感受到的現實與你們不同時，很難維持冷靜，或是記得自己照護的初衷。

這本書獻給家庭的照護者：你們一天花了無數個小時和摯愛相處，在失智症惡化的過程中填補他們生命的空洞。我在診療每位患者時只有大約十分鐘，而你們卻有好幾個星期、幾個月，甚至幾年。

這本書也獻給所有投身於失智症的專業健康照護者、護理師、醫生、物理治療師、職能治療師、語言治療師、足科醫生……。

最後，也謝謝所有花時間閱讀這本書的人。

附錄

那些你可以提早準備的事

當身邊的親友突然病倒了，你該怎麼辦？與失智症共存並不容易，但你並不是獨自一人，以下整理的單位及資料都能提供你在照護上的幫助。

法律上如何保護失智患者，也保護自己

由於患者在失智症病程中，可能會對生活事物或法律上的處理逐漸喪失能力，也特別容易遭到詐騙、侵占、非法轉移財產等。在臺灣可以向法

院提出聲請監護宣告或輔助宣告（見圖表一、第二一〇頁圖表二），保護患者與家屬自身的財務及權益。

圖表一「監護宣告」vs.「輔助宣告」

	監護宣告	輔助宣告
目的	保障當事人不會因為判斷、表達能力下降，做出使其財產受到侵害的法律行為。	同左。
受宣告人之狀態	完全無法進行判斷、表達。	判斷、表達能力降低，但不至於完全喪失。
有無行為能力	無行為能力。	有行為能力，但於重要之法律行為時，必須經輔助人事前同意或事後承認。
受宣告人設置之照護人名稱	監護人。	輔助人。

（續下頁）

	監護宣告	輔助宣告
誰可以聲請監護、輔助宣告？	一、當事人本人。 二、配偶。 三、四親等內之親屬。 四、最近一年有同居事實的親屬。 五、主管機關或社會福利機構。	
誰可以擔任監護人、輔助人？	法院會依照個案判斷，從有權聲請監護、輔助宣告的人之中，選一個或複數個監護、輔助人。	
到哪裡聲請？	可向戶籍所在地的法院諮詢及提出聲請。	
所需費用	1. 聲請費用約新臺幣 1,000 元。 2. 醫院鑑定費。 3. 其他額外相關費用。	

資料來源：失智症社會支持中心。

圖表二 監護宣告事件流程簡圖

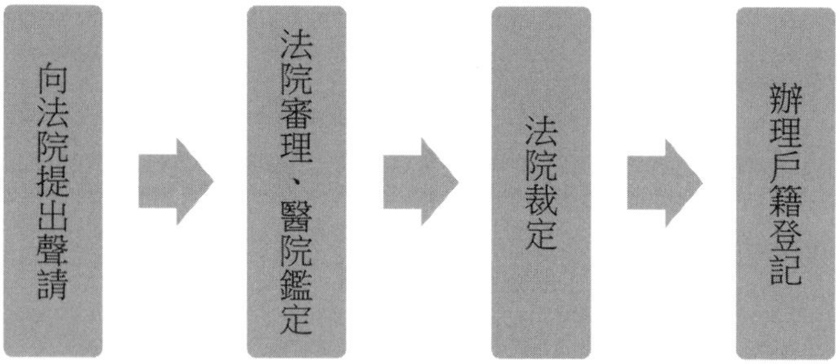

失智者照護機構，我該怎麼選？

在臺灣，提供相關照護的單位很多，從政府到民營機構都有，讀者可上「長照服務資源地理地圖」網站查詢就近的服務單位，除了可依照地域搜索外，還可依服務性質分類（詳見底下連結）。

▲長照服務資源地理地圖

失智、失能者照顧機構的型態可分為機構式照護、社區式照護和居家式照護等三種。

機構式照護

若家中照護人力不足，**無法提供失智症患者完善的照護時**，可選擇機構式照護，由機構負責一切起居飲食，此類服務可以**減輕家屬在體力與精神上的負擔**。

除了有專業護理人員提供照護服務外，還有醫師定期診療、物理職能活動、營養評估、復健等服務。

主要分為以下幾種機構，可依自身情況做選擇：

1護理之家：為罹患慢性病、身心障礙的年長者，或者是出院後需繼續護理之患者，提供長期照護需求。

2長照機構：有意識但生活需要協助，或無法自主生活但不需要隨時看護的長者。

3安養中心：想要自費入住，或有長照必要的獨居高齡者，通常無重大疾病，且生活可自理。

4老人公寓：由各縣市政府設立，以租賃方式出租給日常生活能自理的長輩，和許多安養機構一樣會安排休閒活動、餐食、簡易醫護等，並保有獨立生活空間，例如臺北市陽明老人公寓。

社區式照護

若不需要全天候照顧患者，只需協助部分日常生活照顧，或想促進患者與他人交流聊天、接觸人群，即可選擇社區式的照顧資源。這類機構能使患者得到專業醫療照護，又能增進社會交流。

1日間照顧中心：提供失智、失能長輩託付服務，家屬可在白天將長輩送至日照中心，由社工、護理師以及照服員等專業工作人員提供生活照護，晚上再接回家。

2社區照顧關懷據點：由有意願的村里辦公處及民間團體參與設置，邀請當地民眾擔任志工，提供長者關懷訪視、電話問安諮詢、餐飲服務或辦理健康促進活動（詳見底下連結）。

▲社區照顧關懷據點服務入口網

居家式照護

指由專業人員到府服務，依服務內容不同，可概略分為以下兩種：

1居家照護：由專業醫護人員，定期前往住家提供醫療服務。

2居家服務：由照護服務員提供日常生活所需服務，如陪同就醫、家務、打掃等。

以上兩種均可向各地長期照顧管理中心申請。

找到適合你的，能夠提供幫助的單位或機構

最後，在圖表三替各位整理了幾個不論在失智症病情，或者照護上能提供患者及家屬幫助的機構。

圖表三　社會福利資源相關機構

衛福部長照專區 電話：1966	
失智症社會支持中心 電話：0800-474-580	
中華民國家庭照顧者關懷總會 電話：0800-507-272	
中華民國失智者照顧協會 電話：04-2302-7108	

國家圖書館出版品預行編目（CIP）資料

關於失智，醫生忙到沒告訴你的事：診斷依據？能治療嗎？怎麼照護？簽法律文件有效力嗎……英國權威家庭醫生的第一手研究報告。／麥特・皮卡佛（Matt Piccaver）著；謝慈譯. -- 初版. -- 臺北市：大是文化，2021.01

224面；14.8×21公分. --（EASY；096）

譯自：Dementia : Everything your doctor doesn't have time to tell you

ISBN：978-986-5548-19-3（平裝）

1. 失智症 2. 阿茲海默式症 3. 健康照護

415.934 109014728

EASY 096

關於失智，醫生忙到沒告訴你的事

診斷依據？能治療嗎？怎麼照護？簽法律文件有效力嗎……
英國權威家庭醫生的第一手研究報告。

作　　者／麥特・皮卡佛（Matt Piccaver）
譯　　者／謝慈
責任編輯／張祐唐
校對編輯／郭亮均
美術編輯／張皓婷
副總編輯／顏惠君
總 編 輯／吳依瑋
發 行 人／徐仲秋
會　　計／許鳳雪、陳嫤娟
版權經理／郝麗珍
行銷企劃／徐千晴、周以婷
業務助理／王德渝
業務專員／馬絮盈、留婉茹
業務經理／林裕安
總 經 理／陳絜吾

出 版 者／大是文化有限公司
臺北市 100 衡陽路 7 號 8 樓
編輯部電話：（02）2375-7911
購書相關資訊請洽：（02）2375-7911 分機122
24小時讀者服務傳真：（02）2375-6999
讀者服務E-mail：haom@ms28.hinet.net
郵政劃撥帳號／19983366　戶名／大是文化有限公司

法律顧問／永然聯合法律事務所
香港發行／豐達出版發行有限公司 Rich Publishing & Distribution Ltd
地址：香港柴灣永泰道 70 號柴灣工業城第 2 期 1805 室
Unit 1805, Ph .2, Chai Wan Ind City, 70 Wing Tai Rd, Chai Wan, Hong Kong
Tel：2172-6513　Fax：2172-4355
E-mail：cary@subseasy.com.hk

封面設計／林雯瑛
內頁排版／陳相蓉
印　　刷／緯峰印刷股份有限公司
出版日期／2021 年 1 月初版
定　　價／新臺幣 340 元
ISBN　978-986-5548-19-3（平裝）